面白くて眠れなくなる解剖学

坂井建雄

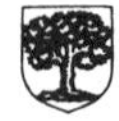

PHP文庫

○本表紙図柄＝ロゼッタ・ストーン（大英博物館蔵）
○本表紙デザイン＋紋章＝上田晃郷

はじめに

カバーイラストをご覧ください。
「〇歳、十歳、二十歳の中で一番骨の数が多い年齢は？」というクイズです。
正解は、「〇歳」でした。新生児の骨は三〇〇個ほど（あるいは三五〇個程度）ありますが、これには細かく分離している軟骨も含まれています。そのため、新生児の頭や体は柔らかく、首もすわっていないのです。それが、成長とともに軟骨が骨に変化し、分離していたものが癒合（ゆごう）して、成人する頃には二〇六個の骨になります。

こうした知識は書物からでも得られますが、それが正しいのかを自分の目で見て確かめることが重要です。実際に、医学は先人たちが残した記録を検証し、間違いを修正することを積み重ねて現代まで発展しました。――この検証をする手段が、「人体解剖」なのです。

人体は神秘に満ちた小宇宙といわれます。けれども、宇宙を旅するにも地図が必要です。何の準備もしないで旅立てば、たちまち迷ってしまうことでしょう。

人体を旅する途上で、目的地である臓器や組織に到達するための針路を示すとともに、その臓器や組織の働きや性質などを教えてくれる「体の地図」にあたるのが、「解剖学」という学問です。

例えば、あなたが脳梗塞(のうこうそく)を起こしたとしましょう。このとき、太ももの付け根にある動脈からカテーテルを入れて脳まで通し、塞がっている血管を広げる治療を行います。もし、カテーテルを入れる血管を間違えてしまえば、目的地である脳にたどり着けずに、心臓など他の臓器に行ってしまうかもしれないのです。

ミスをしないためには、体の内部を観察することが必要です。医学生は人体解剖の実習を通して、筋肉と臓器の形や位置を把握したり、血管や神経の走行や枝分かれを理解していきます。

解剖学は、人体の形を見て、たくさんの器官の名前を覚えなければならないため、学生から「退屈でつまらないものでは……」という先入観を持たれることがあります。

　ところが、いざ解剖実習が始まると、学生たちは緊張しながらも高揚感にあふれていくのです。皆さんも人体に関心を持たれ、解剖図鑑を目にすることがあると思います。けれども、実際の体の中は色分けされていませんから非常にわかりにくく、また個人差があって教科書通りにはいかないことの連続です。

　それは、未知の領域に足を踏み入れて宝物を探すような感覚です。皮膚を切り、筋肉を分け入って内臓などを探し当てる作業は、博物学に似ています。

　博物学は、まず自然そのものを全体として見て、詳しく観察し、そこから知を学びます。人体を通して自然の不思議を追い求め、フロンティアを獲得していく魅力が解剖学にもあるのです。学生たちもその魅力に知的な感動を覚えるのでしょう。

　一般の人が人体を解剖することはできません。しかし、自分の体の中がどうなっているのか、ちょっと怖いけれど覗(のぞ)いてみたいと思いませんか。

　そんな皆さんに、人体解剖の様子をお教えしたいと思います。

　きっと体の不思議だけではなく、命の尊さを実感する貴重な探検になるのではないでしょうか。

　それでは、体の地図に沿って宝物を見つけに行きましょう。

面白くて眠れなくなる解剖学 目次

Part I 面白くて眠れなくなる解剖学

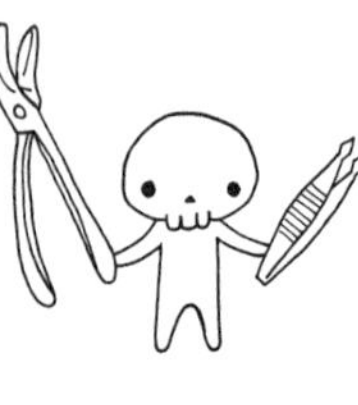

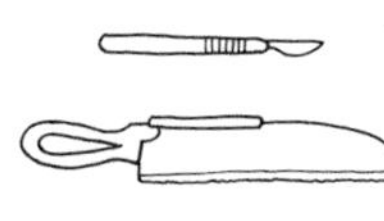

Part Ⅱ

解剖学の歴史

Part Ⅲ

解剖学から見た人間のカタチ

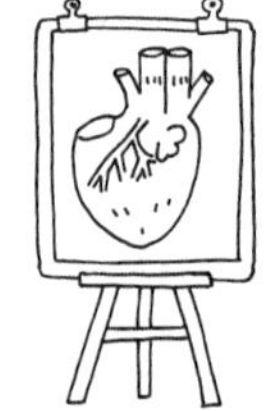

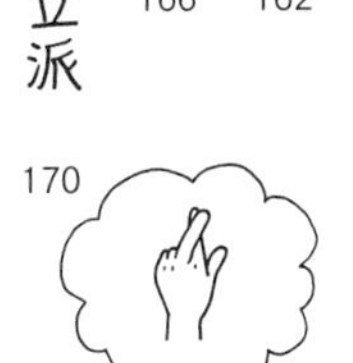

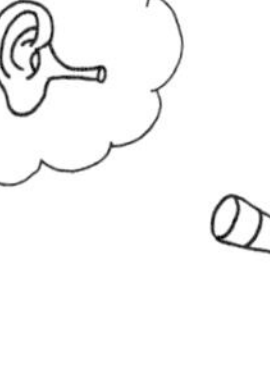

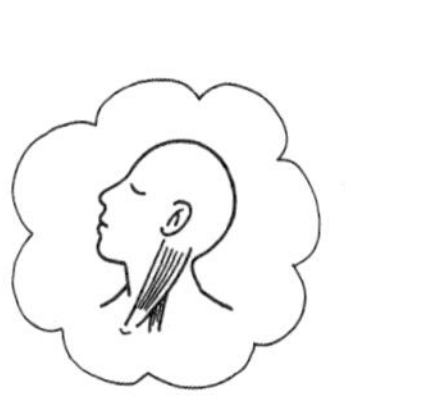

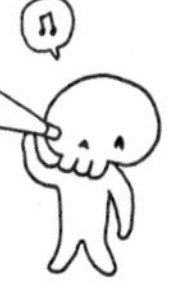

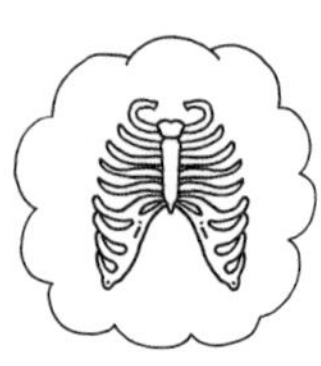

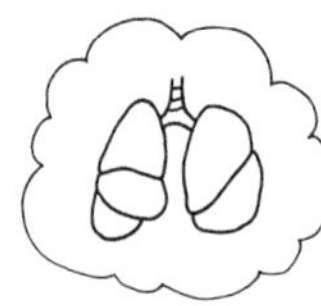

編集協力：豊田恵子

本文デザイン&イラスト：宇田川由美子

Part I

面白くて眠れなくなる解剖学

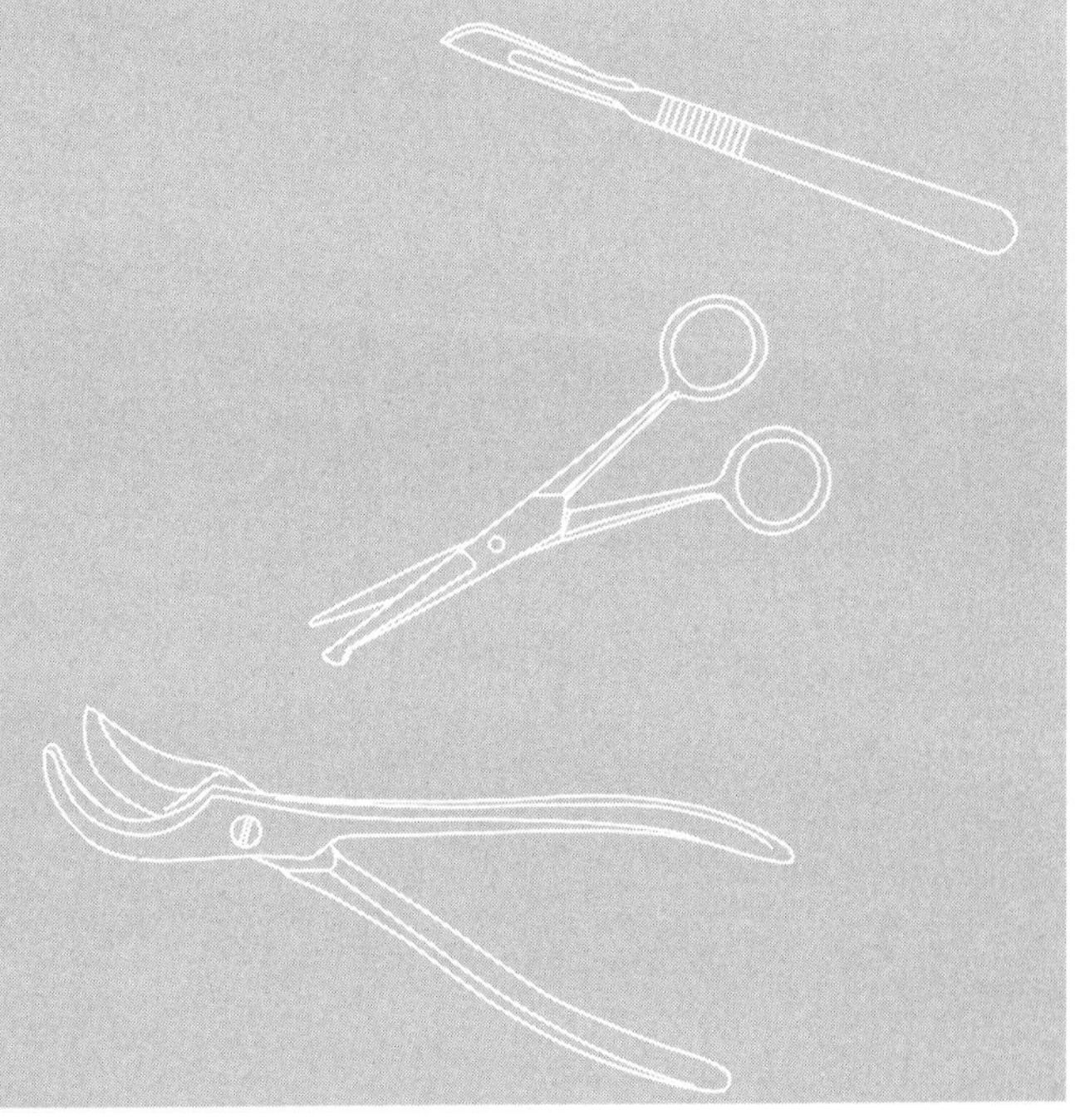

人体を解剖するということ

人体の解剖とは

医学生たちは、医学を人体解剖から学びます。まず解剖学を学び、そして生理学や生化学、それから患者さんと向き合う臨床医学を学んでいきます。

人体の構造をよく知ることは、医学を学ぶためには何より必要なことですが、知識だけでなく、医師としての心構えも解剖を通して培(つちか)われていきます。

人体を解剖するという行為は、何十年もの人生を歩んでこられた、かけがえのない人の身体にメスを入れて切り刻むことです。そんなことはむやみに許されることではありませんので、「死体解剖保存法」という法律で厳しく制約されています。二三条から成り、人体解剖を行うにあたって四つの要件が求められています。

一つ目は、医学や歯学の教育・研究の役に立つという「適切な目的」であること。

二つ目は、解剖することを許されている人であること。解剖するには保健所の許可を得なければなりませんが、許可を得なくても解剖を許されているのが大学の解剖学、病理学、法医学の教授と准教授なのです。そのため、基本的には解剖学の教授・准教授の指導の下に医学生は解剖実習を行うという「適切な指導者の下」であること。

三つ目は、大学の医学部・歯学部に設けられた専用の解剖実習室で行うという「場所の規定」です。

四つ目は、ご遺体の取り扱いについて、献体者・ご遺族に対する礼節を失わないように「適切な倫理を持って行う」ということです。

私は、この四つ目が一番基本にあると思っています。ご遺体を大切にする気持ち、礼節を持つことは日本人に共通する感情です。それを尊重しようと思ったなら、目的も、取り扱いも、場所も、自ずと正当であるという要件が満たされるからです。

そもそも解剖学という学問は、人の善意で成り立っていることを忘れてはなりません。医学のためとはいえ解剖するにはご遺体が必要なわけで、解剖させていただくのは、ご自身の意志によってお身体を提供してくださったボランティアであるということです。そして、ご家族の方々が、献体者の意志を尊重して解剖を許してくださった結果です。そのお気持ちを考えると、ご遺体を粗略(そりゃく)に扱うことは許されません。

ですから解剖実習室に入れる人も厳重に制約されます。ほとんどの大学で、解剖実習は二年生のときに行われます。すでに解剖を経験している医学部の上級生や卒業した医師が、勉強のために解剖実習中に入室することは許可されます。しかし、まだ経験のない一年生は入室を禁止されています。それは、解剖されるご遺体との最初の出会いを大切にしているからです。

解剖について、何の心構えもできていない、また献体についての意味もよく理解していない一年生が興味本位で入室すれば、解剖実習の表面的なところだけを見て、「こういうものか」とわかった気になったりします。その印象を吹聴(ふいちょう)して回ったりすると、献体者やご遺族に対して失礼になります。また、同様の理由から、解剖実習をしている学生が、自分の家族に見学させることも禁止しています。

つまり、解剖実習室は許された者だけが足を踏み入れることができる、まさに

「聖域」なのです。

解剖には三種類がある

最近は、刑事ドラマでも普通に解剖シーンが描かれますので、一般の人でも解剖の様子を垣間見る(かいまみる)ことができます。しかし、皆さんの思い描いている解剖のイメージと、私たちが行っている解剖はだいぶ違います。

人体を解剖する場合は、先の「死体解剖保存法」にのっとって三種類が行われます。

一つ目が、私たちの行っている教育や研究を目的とした「正常解剖」です。人体の構造を知るために行われるもので、大学の解剖学教室において、医学生や歯学生が実習の一環として行ったり、解剖学の研究を目的に行っています。ご遺体は長期間の保存処理を施した(ほどこした)後、数カ月をかけて解剖しますので、ご遺族にお返しするまでには二〜三年を要します。

二つ目は、大学病院や総合病院などの大きな病院で患者さんが亡くなられたときに、死因を究明するためにご遺族の許可を得て行われる「病理解剖」です。死後、すぐに大学の病理学教室や大きな病院の剖検室（ぼうけんしつ）で解剖され、胸部や腹部など必要な臓器を取り出して保存した後、ご遺体はすぐにお返しされます。

三つ目は、死因が明らかでないご遺体（異状死体）に対して、警察の検視官による検視や医師による検案の後、死因を究明するために行われる「法医解剖」です。この場合はご遺族の許可は特に必要とせず、警察の判断で解剖するかどうかが決められます。そして、解剖の必要があると判断されると、ただちに大学の法医学教室や大都市の監察医務院で解剖され、必要な臓器を取り出して保存されます。この場合、死亡に犯罪との関わりが疑われるときに行われるのが「司法解剖」で、犯罪との関わりのないときに行われるのが「行政解剖」です。皆さんが刑事ドラマで見ているのは、この法医解剖にあたります。

これら三種類の解剖のうち、正常解剖は他の二つの解剖と大きく異なります。

正常解剖の場合は、きちんと保存処置を行っていますので、清潔で安全だということです。これに対して病理解剖や法医解剖は、ご遺体に保存処置を施していません。つまり「生」の状態での解剖となるのです。

人間の体にはさまざまな病原体が潜んでいますので、ときには感染する危険があり、ご遺体が新鮮だから清潔とはいえないのです。ですから、生のご遺体を解剖するときには、作業する人たちは防護具やマスク、手袋などで十分な感染防護対策をしたうえで慎重に行われます。

さらにいえば、生のご遺体は非常に臭いのです。体の臓器や組織は、死亡するとただちに腐敗が始まるからです。そのため、病理解剖を行う剖検室は、ご遺体にメスを入れて内臓が露出した途端に、室内に臭気が充満します。いわゆる「死臭」というもので、その臭いが着衣や髪の毛などにこびりつき、普通に洗ったぐらいではなかなか取れません。

それが法医解剖になると、中には亡くなってから数日経過していることもありますから、すでにご遺体そのものから激しい死臭を発していて大変です。こうした過酷な環境の中で、死因を究明するという目的のために解剖が行われています。

このように、人体解剖といってもいろいろ種類があって状況が違います。

解剖実習の下準備

ホルマリン注入で腐敗を防ぐ

正常解剖で使用されるご遺体には、臓器や組織が腐敗しないように、解剖学教室の教職員によって保存処置が施されています。

まず、皮膚のすぐ下を走っている大腿（だいたい）の付け根の大腿動脈か、手首の親指側にある橈骨（とうこつ）動脈から一〇パーセントのホルマリン溶液を数時間かけて六リットルほど注入します。十分に浸透するまでには一～二日かかるため、そのまま放置しておきます。

ホルマリンとは、防腐剤として使われているホルムアルデヒドの四〇パーセント弱の水溶液のことで、医学や生物学でも固定液として幅広く用いられていますが、人体には極めて有害な物質です。一部の接着剤にも含まれています。ホルマリンから発散するホルムアルデヒドの蒸気には強い刺激臭があり、建材などから発生してシックハウス症候群の原因になることでも知られています。

ですから、ご遺体にホルマリン溶液を注入したまま解剖すると、学生も教員も非常に危険なため、アルコールと置き換えてホルマリンを減らす処置を施します。アルコール溶液を使って十分に時間をかけて浸透させると、体内の水分とホルマリンが体外に拡散して、ご遺体に含まれるホルマリンの大部分を取り除くことができます。

昔は、解剖台にも液槽が付いており、解剖中のご遺体もアルコールの液槽の中に浸けてありました。そして、解剖するときにはご遺体を引き上げ、終わると再び液槽に戻すという方法がとられていました。

私が順天堂大学に着任したときには、すでに解剖台の液槽は撤去され、その名残があるだけでしたので、昭和二十年代～三十年代のことだと思われます。

現在は、アルコール液槽の代わりに、圧力と温度を加えてアルコールの浸透を加速する「迅速防腐処理装置」がよく使われるようになりました。四〇度で行うと三週間ほどでアルコールを浸透させることができます。

それでも解剖実習の際、ほんの少しはホルマリンが残っていますし、アルコール臭もきついので解剖実習室には空調設備が整っています。最新のものでは部屋全体を換気するのではなく、解剖台そのものに排気口が付いていて、空気が周りに出ないような仕組みになっています。

また、ご遺体の腐敗を防ぐために解剖室の温度も低く設定され、夏場は冷房をかなりきかせています。そうしないと、ご遺体からカビが発生してしまうのです。

私が医学生だった頃は、こうした設備が整っていませんでしたので、解剖実習は本当に大変でした。

当時は窓を開けていたためにハエが紛(まぎ)れ込んできて、ご遺体にウジがわいてしまうことがありました。特に私の担当していたご遺体が被害を受け、目を凝らして見ると毛むくじゃらの小さな虫がわいていたのです。「なんだろう?」と思って心配になり、すぐに先生を呼びに行きました。

すると、先生は「君、これはダニだよ」と教えてくれました。しかし、何をするでもなく、その場を去って行かれました。それが、博識の養老孟司(ようろうたけし)先生でした。

これではたまりませんので別の先生を呼びに行ったら、今度はフェノール(毒性のある液体)の濃い液体を持ってきて、ダニにかけて「これでやっつけたぞ」というではありませんか。これには私たちもあぜんとしていました。

今ではとんでもないことですが、当時はそうした環境の中で解剖が行われていたということです。

脳は最も腐敗しやすい

実は、ご遺体をお預かりすると、保存処置を行う前に頭髪をきれいにそってしまいます。ですから学生と対面するときのご遺体の頭は、皆さんツルツルです。

それからホルマリンを注入するのですが、注入して一～二日後に脳を取り出す作業を行っています。中には、学生たちに脳の解剖もさせている大学もありますが、脳は事前に取り出している大学のほうが多いと思います。

脳には血管から注入したホルマリンが浸透しにくいために、取り出して固定する必要があるからです。

頭皮に切れ目を入れてめくり返すと、頭蓋骨（とうがいこつ）から容易に剥（は）がすことができます。露出した頭蓋骨の周りを電気鋸（のこぎり）で切って、天井部分をパカッと取り外します。そうすると、脳が見えてきます。脳を包んでいる硬膜を適当なところで切りながら脳を持ち上げ、脳から出ていく脳神経を切断し、脳と脊髄（せきずい）のつながりを切ると、脳を取り出すことができます。取り出した脳は、ホルマリン溶液に浸（ひた）して固定します。

それから取り外した頭蓋骨の天井部分を戻して、皮膚も戻して糸で縫いつけて元の状態にしておきます。ですから解剖実習が始まっても、脳が取り出されていることに最初は学生も気づきません。頭部の解剖が始まってようやく、「脳がないのですね」とか「頭を縫ってあるのはなぜですか?」と気づくのです。

こうした処理をした後、ご遺体にアルコールを浸透させます。ホルマリンがかなり抜けたところで、一体ずつ「ライヘパック」という密閉できるビニール袋の中に、アルコール溶液とともに納めて専用ロッカーに収納し、解剖実習まで保管します。このとき、ご遺体の区別がつくように番号と性別、年齢を書いた木札を手首と足首に付けておきます。

ご遺体の身支度を整える

解剖実習の日が近づくと、教職員は解剖実習室にご遺体を運びます。一体ずつ解剖台の上に乗せていきますが、保管していたご遺体はアルコール溶液に浸された状態ですから、しばらくの間は体の中から液がにじみ出てきます。ある程度、ご遺体が乾くまでには一〜二日かかります。

ご遺体は、ふくよかな人や痩せている人、筋肉質の人、あるいは手術の痕が残っている人、亡くなるまで寝たきりの時期が続いていたことが想像できるほど手足が細くなっていたり、関節が曲がって固くなっている人など、さまざまです。

それぞれに人生があり、亡くなられたそのときの状況を反映しています。それぞれのご遺体の状態を見ながら、学生の実習に使わせていただくもの、臨床医の解剖の研究と研修に用いるもの、解剖学教室の教員と大学院生の研究に用いるものに割り振っていきます。

それから、ご遺体を解剖台に安置し、身支度を整えていきます。大学によってやり方に違いがありますが、まず、頭には頭巾（ずきん）を被（かぶ）せ、フンドシのようなT字帯をはかせて陰部を隠します。いくら亡くなっているとはいえ、一人の人間として裸の姿でいきなり学生と対面させるのは失礼なことだと考えています。

また、手足が乾燥していると解剖しにくくなるため、それを防ぐために手には手袋、足には靴下をはかせます。

最後に、ご遺体をフランネル生地の白い布で包み、さらに透明なビニールシートで包んで、解剖実習の初日を待つこととなります。

解剖に使用する道具たち

学生が忘れてはいけないこと

解剖実習が始まる前には、解剖に使用する道具類をそれぞれの解剖台の周囲に用意しておきます。

ご遺体を解剖していく過程で出てくる断片などを保管するステンレスの容器、解剖台を清掃するためのスポンジと布巾、断片を片づけるための盆などです。実際の解剖で使用するメス、ピンセット、ハサミなどは学生がそれぞれ持っていますが、骨を切る鋸、ノミ、肋骨用のハサミなど特殊な道具は実習室に備えつけてあります。

解剖実習室は、部外者の立ち入りを禁止している聖域です。したがって、その日の解剖が終わった後の片づけと清掃も、学生たちで行わなければなりません。

解剖していくと、体の断片が解剖台の上に散らかります。それを残さず、すべて

◆解剖の道具

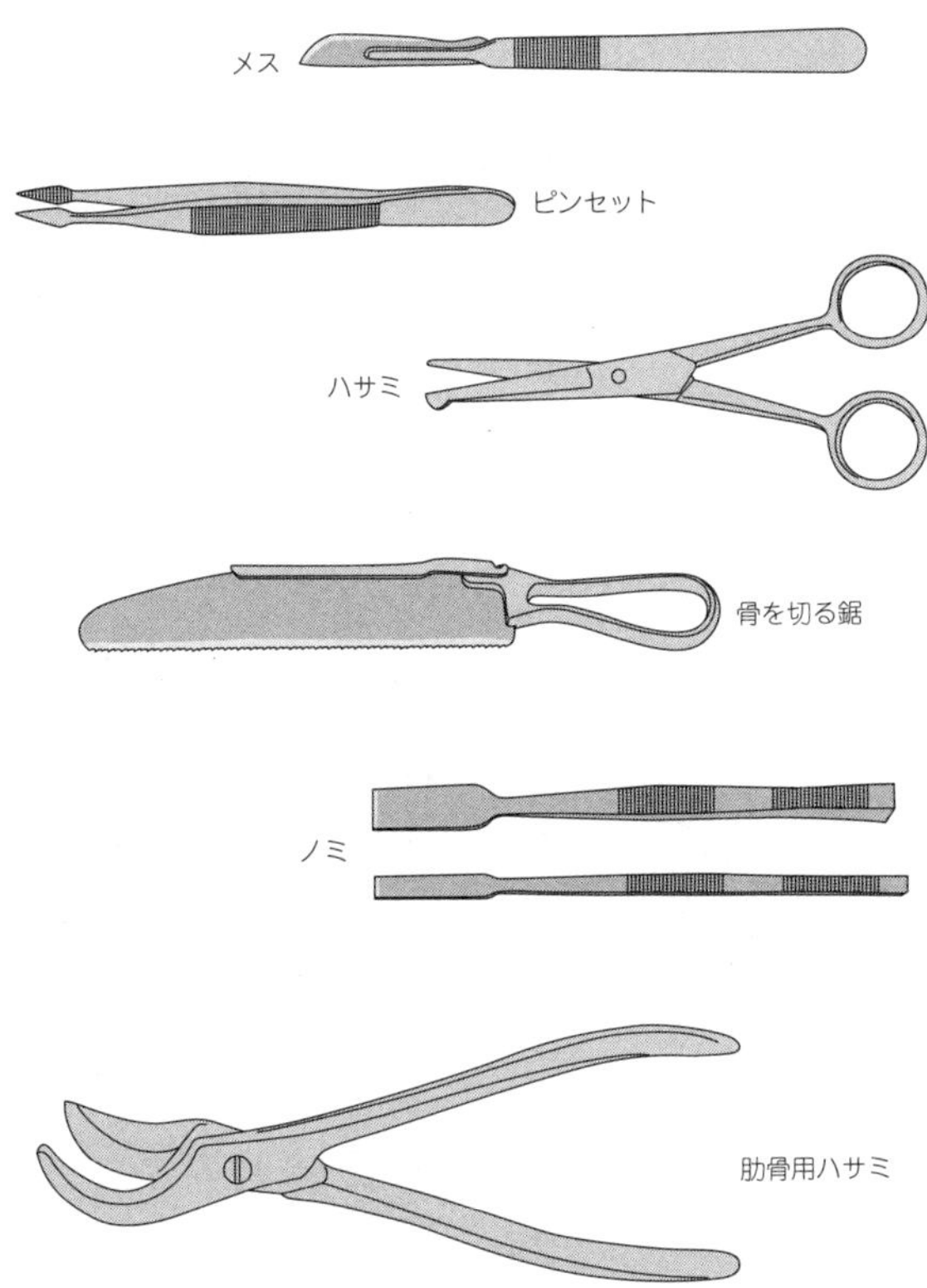

をステンレスの容器に収納します。解剖台とその周辺も汚れますので、最後に清掃します。また、実習室の共通部分の片づけは、当番の班が担当します。

ご遺体を包んでいるフランネルは実習が進むにしたがって汚れてきます。それも実習室に備えつけられている洗濯機で洗濯し、いつも清潔な状態を保ちます。

この片づけと清掃は、とても大切なことなのです。解剖台が汚れていたり、その周辺が乱雑になっていると、実習の意欲も下がってきます。最後まで緊張感を持って気持ち良く解剖実習を続けるには、学生自身による片づけと清掃は欠かせません。

また、清潔を保つことは、何よりご遺体に対する最低限の礼儀でもあります。なぜなら、そのようにご遺体をバラバラにしてしまったのは、紛れもなく学生たち自身だからです。バラバラになった体は、もはや元に戻すことはできません。解剖させていただく、まさに目の前の人の体の中を見るためには、その大切な体を壊すという取り返しのつかないことをするわけで、それを学生は忘れてはいけないのです。

解剖実習の初日

解剖実習の初日はとても大切です。午前中に解剖実習序論の講義を行って、午後からの人体解剖の意義や心構えなどの話をします。

人体解剖を体験することによって何がわかるかというと、人間の体の構造を客観的に見ることができるようになるのです。

解剖実習の間には、看護学校の学生たちが見学に訪れます。看護師たちも当然、人体の構造を理解しておく必要があるからです。そのときにこんなことをよく話します。心臓が血液を送り出すポンプであることは誰もが知っています。しかし、それを皆さんは本当に納得しているでしょうか？

脳死は、医学的には人間の死と定義されています。けれども、恐らくほとんどの日本人は肉親が脳死になったとき、心臓が動いていて、体も温かい状態であれば、死んだと受け止めることができないと思うのです。

それは、心臓が血液を送り出すポンプであることに納得していないからではないでしょうか。つまり、人間の体を客観的に見ていないのです。

しかし、解剖実習を行って、心臓を手に取ると、それが血液を送り出す筋肉の袋以外の何物でもないと実感します。たとえ心臓が拍動していてもポンプにすぎないということを明確に納得できますし、そういう臓器の存在を確認し、自分で体験することによって人体を客観的に見る目が養われていくのです。

関節の動き一つにしても、関節の構造と筋肉の動きを見て、これがこういう力で動いていると実感できることは、医療を担当する者にとっては必要不可欠なことなのです。こうした話をして、午後からいよいよ解剖実習に入ります。

実習は、学生全員が白い実習着を着用し、四人で班をつくって一体のご遺体を担当するようになります。二人ずつが左側と右側に分かれて担当し、全体で約四〇回、毎回午後の三時間が実習に当てられ、三カ月かけて行います。

解剖台には、これからお世話になるご遺体が横たわっています。ビニールと布を取り除くと、何十年という人生を歩んでこられた方の姿が目に飛び込んできます。

実習を開始する前に、お身体を捧（ささ）げてくださった献体者の方たちの冥福を祈って黙禱（もくとう）を捧げ、それから解剖が始まります。

解剖の進め方は大学によって異なりますが、全体の流れは頸（くび）と腕から始めて、胸、腹、下肢（かし）、骨盤、最後に頭というのが、日本で多く行われているパターンです。これが最も解剖しやすい手順だからです。

けれども、昔は違っていました。ヨーロッパでは昔、腹、胸、頭、そして手足という順番で行われていたのです。なぜかというと、保存技術が発達していませんでしたので、腐敗しやすい部分から解剖をしていったからです。

しかし、胸とお腹（なか）を解剖するためには、その表面の筋肉を開かなければなりません。胸には腕の付け根である大胸筋（だいきょうきん）という筋肉があり、腕につながっているからです。また、手に行く血管や神経は頸から出ていますので、まず頸から解剖を始めて血管と神経を腕の中にたどっていきます。腕がすんだら、胸と腹を解剖していきます。それから、足、骨盤、最後に細かい頭部、という流れが良いわけです。

そこで、まずは頸の解剖から行いますが、実習が始まっても学生たちはなかなかご遺体にメスを入れることができません。教員に促され、何度も意を決し直して、ついに手に握ったメスに力を入れます。

すると、不思議なのですが、体の中の世界へすっと入っていく感覚に包まれるのです。そこでは、血管や神経、筋肉、臓器など、人体をつくるパーツがあり、人体の中の構造の世界が繰り広げられています。見事なつくりに目を奪われ、人間の体に触れている感覚がしだいに薄れていき、科学の対象としての「解剖体」へと変貌します。

その一方で、学生は自分たちが解剖しているのは、初日に出会った一人の人間であることも十分に承知しています。学生たちは、人間と人体の両方を同時に見ることになるのです。

医学生は人体解剖を通して、人間の身体が個性的でそれぞれに大切なものであり、また同時に普遍的で科学の対象になるという二つの意識を同時に持つ経験を得ます。この実習を繰り返しながら、冷静に人体を細かく見て、客観的に分析する力を身につけ、診断や治療の技術を積み上げていくのです。

知識ではなく体験を得る

皆さんがこの本を読んでくださるのは、人体に関心があるからですね。解剖図鑑などで、人体の構造もある程度はご存じかもしれません。

医学生も同じように専門書から、知識を得ることができます。しかし、生身の人間の体は、人それぞれで違います。そのことを解剖実習で、学生たちは思い知らさ

◆皮膚の切り取り方

解剖は、体表を覆っている皮膚を剥がすことから始まります。

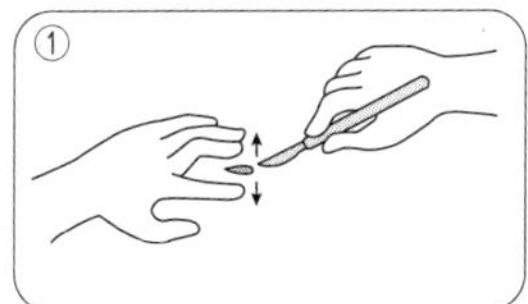

まず、皮膚を矢印の方向に引き離すようにしながらメスで切れ目を入れます。表皮の下の真皮の層まで切れると、切り口がパッと開きます。

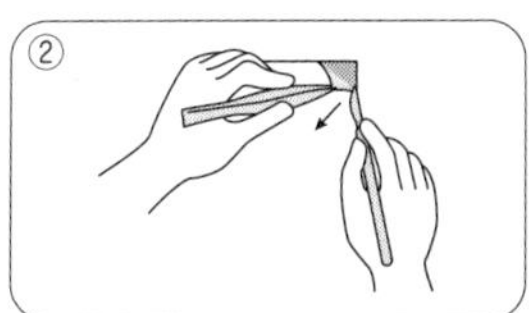

①の切り口と、直交する切り口を入れて皮膚の「カド」をつくり、ピンセットで矢印の方向にカドを斜めに引っ張ります。

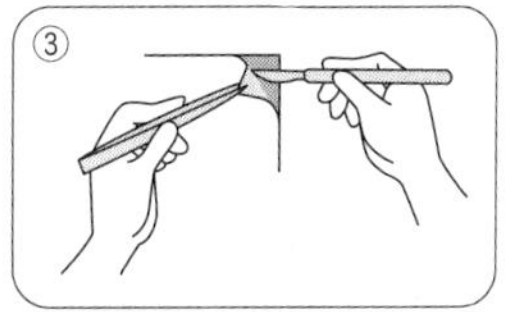

②の状態から強く引っ張りながら、白くて固い真皮の部分までを剥がしていき、皮下組織は残します。

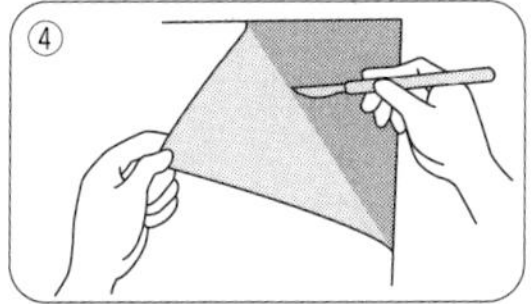

③の状態のまま、さらに皮膚の切れ目を延ばしながら剥がし続けていきます。

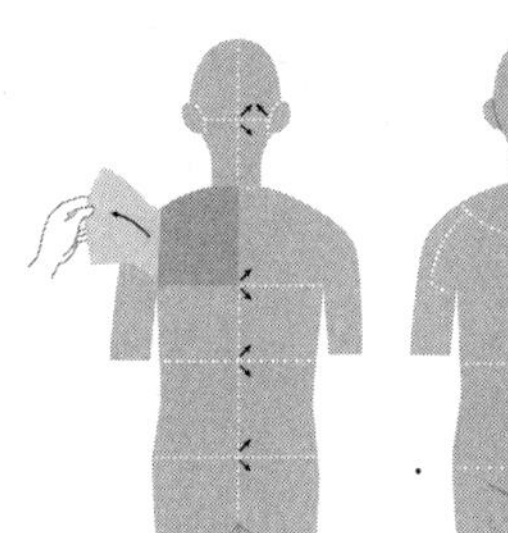

れるのです。

人体解剖は、まず皮膚を剝がすことから始まりますが、ご遺体によって皮膚の厚さや硬さが違います。同じような深さでメスを入れているつもりでも、痩せている人では深く切り込んでしまいますし、太っていて皮膚も丈夫な人では十分に切り取れなかったりするのです。

まったく体験もなしに、いきなり実習書を読んだだけで皮膚を剝いでいくと、そういう感触がなく、力加減がわからないためにうまく切れません。

最初に体の前面から行って、ようやく感覚をつかんだと思って、今度は背中の皮膚を剝がそうとすると、またうまく切れないのです。背中は、胸やお腹の皮膚よりも分厚いですから力加減を変えなければなりません。ここで勘が狂ってしまうのです。そして、次に手に移ると手の皮膚は薄いですから、また勘が狂います。

最後に、後頭部の皮膚は非常に硬いため、学生たちは格闘していて、嫌気が差しているのが見ていて伝わってくるほどです。ところが、顔のパーツの解剖になると、今度は繊細な領域のため、それまでと同じ力で進めていくと、あっという間に組織を壊してしまいます。それから顎（あご）の骨を切るところでは、力の加減がわからず、ガクンと壊れてしまうのです。

数センチメートルという大きなものを扱っているところから、一ミリメートルあるかどうかという細かい神経を追いかけるような作業にシフトしていくと、そこでまた勘が狂います。こういったことを繰り返しながら、部位によって硬さが違い、力加減を変えることを体で覚えていくのです。

また、足の解剖をしていると、筋肉が脂肪に変性しているケースに出合うことがあります。恐らく生前は寝たきりか何かで、歩けなかったことが想像できます。

そうすると、筋肉は使い続けなければいけないし、関節も動かしていないとやはり固まってしまうことが、実感としてわかってきます。ですから、リハビリテーションの重要性も理解できるようになります。

解剖体が遺体に戻るとき

一人の人間であること

解剖は、人体を構成する一つひとつのパーツと格闘している感覚で、それが延々と続きます。ところが、実習も後半に入り、頭部の解剖に移ると状況が一変します。解剖していた解剖体が、実は一人の人間のご遺体であることを強烈に体験することとなるのです。それは、顔を解剖するときです。

ご遺体の顔は、実習中ずっと頭巾を被せて隠していましたが、頭部の解剖になって初めて頭巾を外します。すると、いきなり人間の表情が現れるのです。

すでに解剖が終わっている頸から下の部分をフランネルで隠し、顔だけが見えるようにすると、それまで解剖体だったものが、一瞬で一人の人間の姿に変わってしまいます。フランネルを取って、頸から下部分と顔の両方を見えるようにすると、何か見てはいけないものを見てしまったような、落ち着かない気分にさせられます。

しかし、顔の解剖にとりくんで、作業を開始すると徐々に気持ちが落ち着いてきます。そして、皮膚を剝がしてしまうと、再び解剖体の世界へと戻っていくのです。

単なる解剖体ではなく一人の人間であることを、このような要所要所で意識しながら行うことが大事なのです。

こうして、三カ月の解剖実習が終わりに近づくと、ほとんどの部分の解剖が終了して身体のパーツがステンレスの容器に収められ、内臓は別に取り分けてポリバケツに収められます。最終日は、頭蓋だけが解剖台の上に残り、それもバラバラといってよい状態にまで解剖されます。

納棺のときに

最終日は、実習室の片づけとご遺体の納棺が行われます。

片づけは、解剖台とその周辺の清掃や、実習で使用した器具類を洗浄して所定の棚に返したりします。

片づけが済むと、納棺に移ります。棺の底に付属の敷き布団を置いて、ご遺体を覆っていたフランネルを棺の縁にかけ、ステンレス容器からご遺体のすべての部分を取り出して棺に収めていきます。腕や脚、頭のように大きな部分は元の体の配置に収め、布巾でぬぐいながら小さな断片まで残すことなくすべてを棺の中に入れていきます。

こうして、すべてが収まると棺の上に蓋を置いて、ステンレスの容器を洗います。作業が終わると、学生たちは着席して待ちます。

そこで、故人の名前を記した「故○○殿棺」と書かれた札を教授が持って、一つひとつの棺の上に乗せて、「故○○殿、ありがとうございました」と故人のお名前を読み上げていきます。

学生たちは、お名前の札を棺に貼り付けます。それまで三カ月間の実習の間、番号だけで区別されていた故人のお名前を、このときになって初めて知ることとなります。

自分たちが解剖していた解剖体が、ちゃんと名前を持った一人の人間であったことを改めて強く感じる一瞬です。

その後、火葬して大学と縁の深いお寺などで、ご遺族も参列の下にご供養し、ご遺族へ遺骨をお返しする「遺骨返還式」が執り行われます。

学生たちにとって、解剖させていただいた献体者のご遺骨を、肉親にお返しするこの式典は、とても緊張する行事です。学生代表が述べる感謝の言葉には、ご遺体を前にして彼らが味わった緊張や不安、そして解剖を通して学び、成長したことがにじみ出ています。それが、参列者にも伝わって感銘を与え、献体の意義を理解していただく場にもなっています。

解剖学は献体で成り立つ

医学の進歩と献体者

さだまさしさんの小説『眉山（びざん）』を読んだことがあるでしょうか？

この物語は、献体がモチーフになっています。東京で暮らしていた主人公は、母親が末期がんであるという連絡を受けて郷里に帰ってきます。そこで初めて母親が献体を申し込んでいることを知ります。なぜ献体をしようと思ったのかを、娘として母親の人生と向き合うことで、その想いに辿り着くという内容です。

私が医学生だった四十年ほど前は、献体してくださる人が少なく、全国的に見ても献体数は解剖体の半分以下でした。それが、今では解剖体の九九パーセント以上が献体になるほど、数多くの方たちから献体登録の申し込みをいただいています。

これほど多くの人が申し込んでくださるようになった一因として、マスコミで献体が取り上げられたり、小説のモチーフに使われたことで、献体に対する理解が広く得られたことがあるでしょう。

かつては、核家族になって葬儀やお墓のことで家族に迷惑をかけたくないとか、経済的に苦しいから葬祭にお金をかけたくないからだと、うがった見方をする人がいました。けれども実際には、「医学の発展のために役に立ちたい」という人が大多数なのです。

病気というのは不確実なものですから、診断がつかないこともありますし、治療ができないこともあり、特にがんの場合は治すことが難しいものでした。

それが今では、検査技術の発達によって診断がつくようになり、良い薬がたくさん開発されるなどして治療法も確立している病気が増えてきました。たとえ、がんであっても早期に発見して治療すれば治るようにもなってきました。医療によって健康を取り戻した人が、飛躍的に増えてきたのです。

高度な医療が提供できるようになったことで、患者さんの医療に対する信頼度も高まり、治してもらったという経験を持つ患者さんが増えてきたわけです。

こうして医療に救われた経験のある人たちが、「自分が亡くなったら医学に役立ててほしい」と、恩返しのつもりで献体を申し出てくださるようになったのです。

献体は、無条件・無報酬が原則で、献体登録をしていても金銭的なメリットはありませんし、病院で優先的に診（み）てもらえるといった特典もありません。何より、ご家族にとって肉親の体が解剖されることは、精神的に耐えがたいものです。それでも故人の意志を尊重して、解剖を許してくださっているのです。

このような方々のおかげで、解剖学は成り立っています。

実は、献体を申し出てくださった方々は、少しでも良い状態で自分の体を学生たちに提供したいからと、健康に気を配るようになるのです。その結果、とても長生きをしていらっしゃいます。

遺骨の集め方は地域によって異なる

ご遺骨は、ご家族にお返しするのが大原則ですが、核家族化の影響もあってお墓の確保が難しくなり、最近は大学に預けたいという人が増えてきました。何年か前、全国の大学にアンケートを行ったところ、二〇〜三〇パーセントの人が、ご遺骨を大学に預けていることがわかったのです。

大学では寺院などに納骨堂を持っていますが、スペースには限りがありますので、すでに満杯状態という大学が結構ありました。そのため、ご遺骨を通常の大きな骨壺から小さい骨壺に移し替えて納めたり、古いご遺骨は散骨するようになりつつあります。

アンケートを行ってわかったのですが、骨壺の大きさが地域によって違うのです。中部地方から関東、東北、北海道は「全収骨」といって、一人分のご遺骨をすべて納めるために骨壺が大きくなっています。

これに対して近畿地方は「部分収骨」といって、代表的な形のある骨だけを集めて小さな骨壺に納めています。ですから近畿地方の大学では、納骨堂のスペースにも余裕があるようでした。そして、中国、四国、九州地方は、全収骨と部分収骨が混在していて半々くらいでした。

以前、テレビドラマを見ていたとき、納骨のシーンの多くは大きな骨壺に納めていましたので、それが普通だと思っていたところ、近畿地方での納骨に立ち会って小さな骨壺だったことに「おや？」と疑問を感じたことがありました。

こうしたこともアンケートを取って納得がいったことでした。

Part Ⅱ

解剖学の歴史

Harvey

Leonardo da Vinci

Vesalius

Galenus

Hippocrates

古代文明のあるところに医学あり

人体への関心から医療は始まる

私たちが病気やケガをしたとき、医者に診てもらって適切な治療を受け、必要に応じて薬を処方してもらいます。それが当たり前になっていますが、ここに至るまでには先人たちの人体に対する、飽くなき探求心があったことはいうまでもありません。

人間が生きている限り、病気やケガはつきものです。実際に、古い人類とされるインドネシアのジャワ島で発見された化石人類（学名ホモ・エレクトス、通称ジャワ原人）を分析したところ、結核が悪化してできる膿を持った塊があったことがわかりました。

その頃は医者など存在しませんし、薬もありませんから具合が悪くなると草を食み、傷口を舐めるような行為をしていたと思われます。これを「医」という行為とするならば、人類が誕生する以前から、動物が生きていくための本能として行っていたものといえます。

人類が誕生したときから、医療とは呼べないまでも、医術というものは存在していたと考えられます。いろいろな草を食べたり、傷口に塗ったりする行為を繰り返すうちに、経験から得た知識によってどの草を用いれば、どんな症状に効くのかを習得していきました。

それが、集団をつくって生活するようになると、その中で医術の経験値の高い長老がシャーマンとなって尊敬され、みんなの病気やケガを癒す、今でいう医者であり薬剤師の役目を果たすようになったと考えられています。

そうはいっても、自然とともに生きていた人類にとって自然の力は脅威であり、病気も神や悪魔の仕業と考えていた時代です。治療は、もっぱら神に祈り、まじないをして病気を退散させるものでした。シャーマンが呪文を唱えたり、薬草を煎じて飲ませて何とか悪魔を抑えようとしていました。それで命を落としたとしても、それがその人の寿命であり、神の意志だと受け入れていたのです。

医学が発展している現代では考えられないことですが、こうした原始的な治療は形を変えて、今でも世界各地で受け継がれています。

例えば日本では、「蘇民将来子孫」と書かれた護符が伝えられています。たいていは六角形か八角形をした木製の角柱で、疫病除けのお守りとされています。その始まりは、奈良時代初期に編纂された『備後国風土記』の中で、次のような話が書かれています。

素戔嗚尊が旅をしていて、将来という二人の兄弟が住む村に差し掛かったとき、日が暮れて宿に困っていました。村で最も裕福な弟の巨旦将来の家に行って一晩泊めてほしいと頼んだところ、みすぼらしい身なりをしていた素戔嗚尊は断られてしまいます。

そこで、最も貧しい暮らしをしていた兄の蘇民将来のところへ行くと、気持ち良く宿を提供してくれたうえに、粗末ではありましたが精一杯の食事も振る舞ってくれました。素戔嗚尊が再びその村を訪れたとき「後の世に疫病が流行っても、蘇民将来の子孫は免れるようにするから、その目印に茅の輪を腰に着けなさい」といい残して去りました。

それから、実際に疫病が蔓延して村人の大半が亡くなっていく中、蘇民将来の子孫だけは言い伝え通りにしたおかげで疫病を免れたという内容です。

これが、現在は六月三十日に全国の神社で行われている「夏越の祓」という行事として残っています。この日に神社に設けられた茅の輪をくぐると、無病息災で一年を過ごせるということです。

このように、昔の医術は呪術的要素が強い民間信仰のようなものでした。それでも、目の前に苦しんでいる人がいれば、何とかして苦しみを取ってあげたい、ラクにしてあげたいと誰もが思うものです。そう考えれば闇雲にただ祈るのではなく、人体をよく観察するようになりますし、人体への興味も生まれます。

こうした人体に対する関心が、やがて西洋文明の中で医学を発達させることとなったのです。

古代の外科手術

文字の誕生は、歴史を残すうえでも大きな役割を果たしています。過去に何があったのかを記録することで、後の人々がそれを検証することができるからです。記録に残っている医療となると、やはり四大文明の時代ではないでしょうか。

メソポタミアでは紀元前一一〇〇年頃の粘土板に、楔形文字で書かれた医療の記録が残されており、これは最古の医学書といわれています。また、粘土でつくられた肝臓の模型も見つかっています。医学書では、僧侶である魔術師が占星術を基に呪文を唱え、怒れる神の許しを乞い、病人にとりついた悪霊を追い払う儀式を行ってから、薬を使ったり、手術にあたると記されています。薬は悪霊が逃げ出すように動物の糞などを用い、植物・動物・鉱物薬の記録があります。

『ハンムラビ法典』（紀元前十八世紀頃）には、外科医の手術に対する報酬についても書かれており、手術を行って患者が死んだり、目を手術して盲目になったときは、医者の手を切り落としても良いという恐ろしい内容です。

エジプトでは、紀元前十五世紀に遡るパピルス文書に、医療についての記録が象形文字で残されており、すでに人体解剖も行われていました。しかし、宗教と医療が一体化し、医師は医神に仕える神官でファラオ（王）の侍医でした。病気は悪魔の仕業ですから、神官だけが治療することができました。

多数の症状とそれらの治療法が記載されており、数にすると八〇〇種の薬の処方、七〇〇種の植物・動物・鉱物薬に及びます。病魔の追い出しが最優先にされ、吐剤・下剤・浣腸の処方が多いものの、眼科、婦人科、頭髪の手当、膿瘍や腫れ物の処置まで幅広く記されています。これらの治療法は公的に決められており、これに従って治療を行っていれば、患者が亡くなっても責任を問われることはありませんが、勝手な方法で治療を行って効果がないときには死刑にされることもあったようです。それほど当時の医者の身分が低かったということです。

古代インドでは、紀元前一五〇〇年頃から伝承され、紀元前五〇〇年頃以前に編纂された、インド最古の宗教文献『ヴェーダ』に医療の記録があります。

そして現存する中国最古の医学書である『黄帝内経』(漢代に由来する)は、紀元前二〇〇〇年頃に遡るとされています。三皇五帝の一人である神農が百草を舐め、薬の根本を民に教えました。

いずれも、経験的な医療の時代で、偶然の成功経験を体系化して伝統医学が発展しています。

解剖学が西洋医学を変えた

西洋医学と伝統医学

私たちが現在用いているのは西洋医学で、世界的にも主流になっています。古代においては四大文明とともにそれぞれの医学がありましたが、西洋の医学だけが発展を遂げて現代医学を築きました。

しかし、西洋医学が順調に発展してきたわけではありません。十八世紀までの医療水準は、中国医学やインド医学などの伝統医学と大差はなかったのです。医学の父といわれるヒポクラテスにしても例外ではありません。

ヒポクラテスは紀元前四世紀の古代ギリシャ時代に活躍した医者で、ギリシャ国内に留(とど)まらずエジプトにまで足をのばして、さまざまな医療を学んで遊歴する医者として生涯を送っています。晩年は生まれ故郷であるギリシャのコス島に戻り、医学の実践と教育に専念し、子孫や弟子たちも医者として活躍しました。

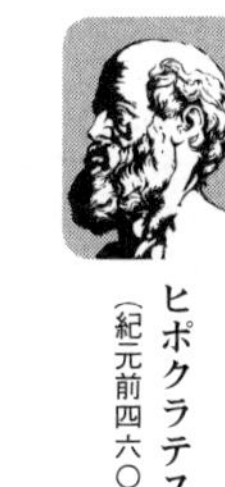
ヒポクラテス
（紀元前四六〇頃～紀元前三七〇頃）

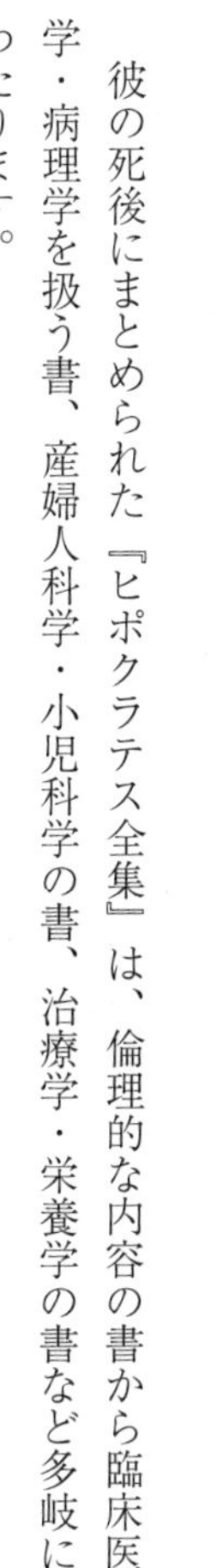

彼の死後にまとめられた『ヒポクラテス全集』は、倫理的な内容の書から臨床医学・病理学を扱う書、産婦人科学・小児科学の書、治療学・栄養学の書など多岐にわたります。

しかしその内容は、養生によって自然治癒力を助長することを柱にした治療でした。このようにいうと聞こえは良いですが、要は放っておくということです。治療といっても、食事療法、入浴、浣腸、マッサージなどが中心で、薬は下剤や催吐薬、睡眠薬、外科的治療は骨折や脱臼の処置、傷の治療、包帯を巻く程度でした。

それというのも、この時代は病気の原因は四種の体液、すなわち血液、粘液、黄胆汁、黒胆汁のバランスが乱れて起こると考えられていたからです。余分なものを体外に排出して四つの体液のバランスが整えば、病気は治ると信じられていました。

したがって、植物薬を使って症状を抑えるとか、経験的に効くものを試してみるという伝統医学の域を出ることはなかったのです。

ただ、それまで行われてきた神に祈るとか、魔術的な医術からは引き離して科学的に観察しようとした功績は大きかったと思われます。

けれども人体を解剖することはなく、病気を特定の臓器と結びつけて考えてはいませんでした。

こうして、進歩のないまま長期にわたって経験的な医療が続きました。十八世紀まで、尿をガラス瓶に入れ、濁っているとか色が濃いとか、そういう方法で診断していました。

現代でも通じる医療技術の大部分は、十九世紀以降に急速に発達したものです。例えば、診察の基本である打診や聴診さえ行われておらず、普及したのは十九世紀に入ってからでした。外科手術にしても、麻酔が開発されたのが十九世紀ですから、それ以前の手術はいかに早く行うかが外科医の勝負どころで、なんと五秒で手術を行えば名人といわれました。

さらに、消毒法も十九世紀後半に開発されたもので、それ以前は消毒しないで手術を行っていました。これでは当然、化膿（かのう）するわけですが、傷が治るプロセスであるから仕方ないと思われていたのです。したがって、手術による死亡率も高くなります。消毒法が普及する前まで、帝王切開をした母親の死亡率は何パーセントぐらいだと思いますか？

実は、ほぼ一〇〇パーセントだったのです。つまり、帝王切開をすれば、確実に母親は亡くなるのです。それでも、放っておけば母子ともに亡くなるのですから、子供だけでも助けようというのが帝王切開だったのです。

医学の革命は解剖学から

現代の医療が経験的な医療と決定的に違うのは、病気の原因を分析し、それを取り除くことによって病気を治療しようとした点にあります。

病気を分析するには、人体の構造と機能を正確に理解しなければなりません。そうでなければ、病気の原因を見極めることができないからです。こうした人体に対する見方の転換が、現代医学へとつながる医学の第一歩となりました。この転換が起きたのが、ヨーロッパのルネサンス時代で、自然現象をありのままに観察し、理解しようという姿勢が医学に限らず自然科学の分野全体に芽生えたのです。

人体を分析して眺めるという医学の始まりが、解剖学でした。十九世紀になって急速に医学が進歩したのも、病気の原因の究明と診断法、そして治療法を開発したからに他なりません。そして、病原菌が発見され、診断技術が開発されることで、二十世紀になって加速度的に進化していきました。

では、なぜ究明できたのかといえば、実は古代より人体解剖を行っていたからです。解剖することによって人体の構造や仕組みを、当時の医者たちは懸命に考えました。しかし、解剖を行ったからといって、すぐには治療に結びつくものではありません。外科手術の腕が多少は上がったかもしれませんが、医療水準は何ら変わりません。それでも、人体を探求することを止めることなく続けてきたのです。

何も変わらないのなら、解剖をしても意味がないと皆さんは思うかもしれません。けれども、時代が変わっても、人体の構造だけは変わることがありません。つまり、あとから検証することが可能です。

経験的な医学というのは、病気の概念が違えば症状の分析の仕方も違いますし、薬にしても植物のどの場所を用いたかによっても効くかどうかが違ってきます。ですから病気の原因もわからないまま、経験的に効くものだけを使っていたために確認のしようがなく、情報も蓄積されません。

しかし、解剖学は人体と照らし合わせて、もう一度確認することができるのです。後述するガレノスの医学文書でも、解剖学だけは現代の私たちが読んでも確認することができます。「確かにその通りになっている」「ここが違っている」と検証できますが、それ以外の医学の理論や薬、診断法、症状などに関する文書は読んでもほとんど理解できません。

確認できる、検証できるものを積み重ねることが科学です。実際に、ギリシャ文明からローマ時代になって、数学や天文学、植物学、動物学など、検証できるものが開花しています。例えば、天文学ではプトレマイオスが天動説を唱えていましたが、十六世紀にはコペルニクスによる地動説に置き換えられました。情報として蓄積し、それを検証して発展させることができる分野は発達しましたが、それができない分野はそのまま留まっています。

その中で、西洋医学は解剖学を通して検証可能なものを積み上げ、人体の構造を探求していくことを続けてきました。その積み重ねによって、十九世紀に入って医学を発展させることができたのです。

古代ローマの解剖学者

絶対的権威だったガレノス

古代の解剖学を語るとき、忘れてはならないのが古代ローマ時代に活躍したガレノスです。

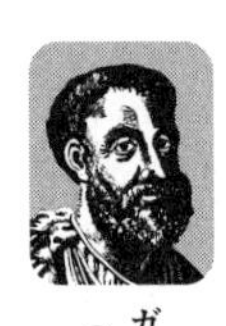

ガレノス
（一二九〜二一六）

ガレノスは、人体の解剖は行っていませんが、サルをはじめとした動物の解剖を行い、多くの著作を書き残しています。ガレノスはその後、千五百年近くにわたって医師たちの君主として尊敬され、その著作は絶対的な権威として扱われたほどです。

彼の著作である『自然の機能について』には、当時の解剖の様子が描かれていますので、その一部を紹介しましょう。

「まず尿管の前面にある腹膜を切開し、次に結紮によって尿管を（膀胱から）遮断し、それから次に動物を包帯で縛り付けたうえで放すようにすべきである――そうすれば、もう放尿することはないだろうからである。その後で、外側の包帯を解いて、膀胱は空であるが尿管は尿で十分満たされて拡張し、流れ出しそうになっているのを見せ、その後、結紮を取り除くと、たちまち膀胱が尿で一杯になるのが明白に見てとれることになる。（中略）

それからもう一度、まず尿で一杯になっているほうの尿管を切開して、そこから尿がちょうど瀉血に際しての血液のように噴出することを示し、その後、他方の尿管をも切開し、両方の尿管がともに切開された状態で、動物を外側から包帯し、これで十分（時間が経った）と思われるときに包帯を解くのである。すると、膀胱は空になっているが、ちょうど腹膜の間の領域がすべて、まるでその動物が水腫にかかっているかのように、尿で一杯になっているのが見てとれるだろう」

ガレノス著、種山恭子訳『自然の機能について』

このように、ガレノスが生きた動物の泌尿器を解剖していることがうかがえます。しかも、尿管を一時的に縛って閉鎖した後に開放し、さらに切開するという手順を踏んでいることから、膀胱が尿を溜めておく器官であることや、その尿が腎臓から送られてくることを実験で証明したのです。

これによって、動物の解剖を行うことで構造を観察するだけでなく、器官の機能を明らかにしようとしていた姿勢がうかがえます。

このほか、動脈や静脈、神経、筋肉が正確に描かれており、筋肉に至っては手足のすみずみまで何という筋肉なのかが私たちにも同定できるくらいです。この正確さが、後の医者たちにも影響を与え、長く尊敬されることとなったのです。

血液にはスピリットが含まれている!?

古代ギリシャの人たちは、哲学的な思想の中で生命力に思いを巡らせていました。彼らは生命力を「プネウマ」(精気)、つまりスピリットという言葉で表現しています。そして、人間は四種類の体液を持つというヒポクラテスからの思想を受け継ぎながら、ガレノスはスピリットと血液の関係を体系化したのです。

現代の私たちは、血液が体内を循環していることを知っていますね。ところが、ガレノスは私たちと同じ心臓や血管を見ていても、別の考え方をしていました。

解剖をしていると動脈や静脈、神経が見えますが、これらの中を体液が流れて循環しているとは考えず、異なる種類の体液を伝搬するパイプだと考えたのです。物体が接触していれば振動が伝わって、電線がつながっていれば電気が伝わるように、体内でもパイプがつながっていれば体液中のスピリットが伝わると考えていました。

ガレノス説では、動脈、静脈、神経を三種類の配管システムと捉えていたのです。まず、腸で吸収された栄養が門脈を通って肝臓に入り、肝臓で栄養豊富な静脈血となって静脈から全身に分配されると考えました。

次に、心臓の右側に入ってきた血液の一部が、心臓の壁をすり抜けて左側に出ます。それに加えて、外界から吸い込んだスピリットが肺から心臓の左側に入って、スピリットの豊富な動脈血になります。そのスピリットを運ぶ動脈血によって、全身にスピリットが分配されます。

では、なぜ動脈の血液にスピリットが含まれていることがわかるのでしょうか？

◆ガレノス「動脈はスピリットを運ぶ」

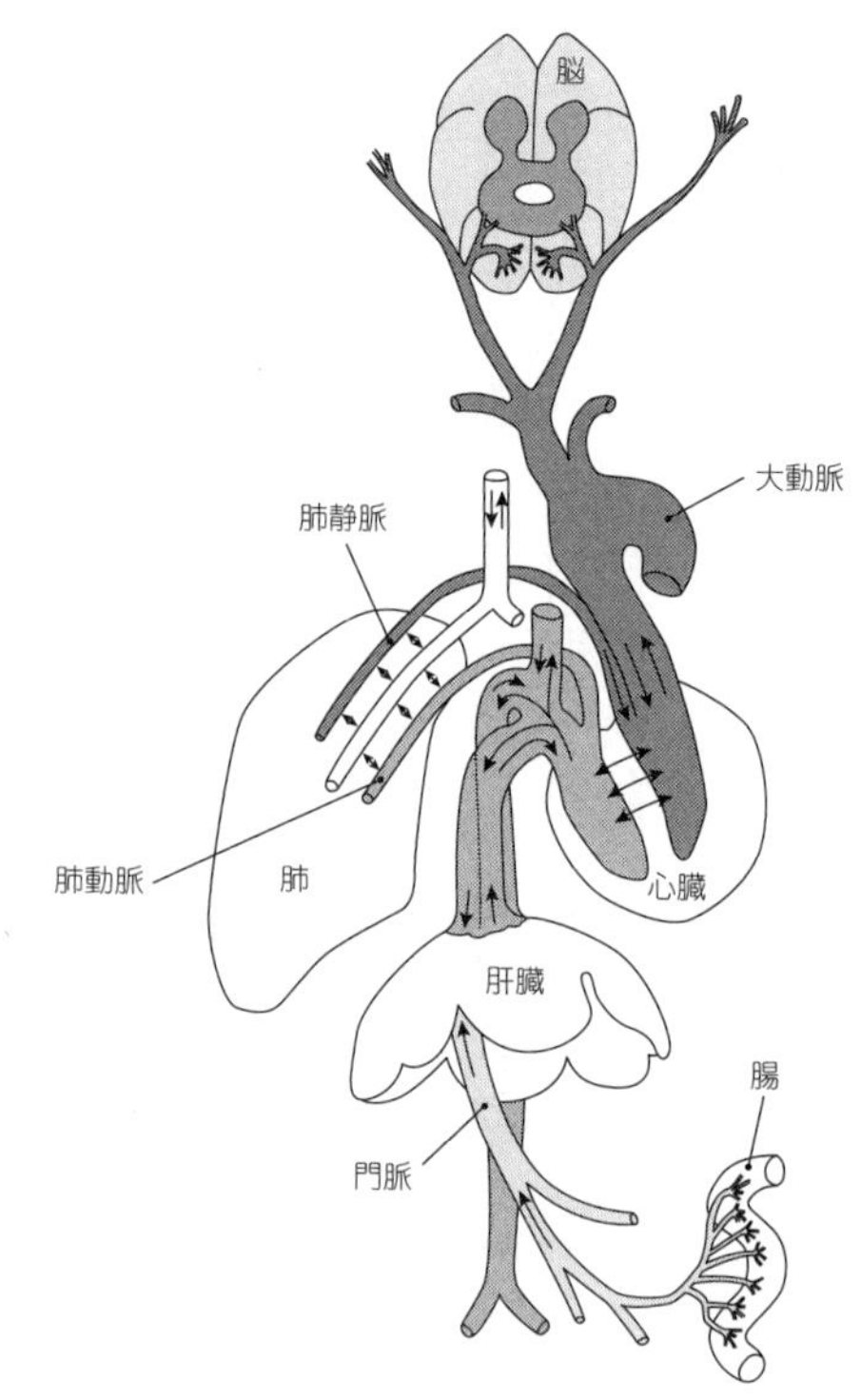

ガレノス説によると、静脈は栄養を、動脈はスピリットを、神経は脳でつくられた神経液を運ぶパイプと考えられていた。

それは、動脈を触ってみるとドクドクと拍動していますね。これが、スピリットを含んでいる証拠というわけです。

そして、動脈血の一部が脳の基底部に行って、脳の基底部に鼻から吸い込んだ外界からのスピリットが加わり、知的な働きをする神経液ができます。その神経液が脳の内部の空所に溜まって、脳の働きを営むとともに末梢神経を通して全身に伝えられ、随意運動や感覚の働きをするというわけです。

全体を見ると、解剖学的な所見を取り入れていて、思わず信じてしまいそうになる、実によく考え抜かれたシステムといえます。この出来の良さとガレノスの名声が相まって、この説は後の項でご紹介するハーヴィーの血液循環説が登場するまで揺るぎない権威として君臨し続けたのです。近代医学を切り開いたヴェサリウスも実はこのガレノスの説を信じていたのです。

ヴェサリウスと『ファブリカ』

十六世紀の解剖は分業制

二世紀の医者・ガレノス以降、動物だけではなく人体の解剖も行われるようになりましたが、それは先人たちの権威ある学説を確認し、それを覚えるための解剖でしかありませんでした。それが、十六世紀にヴェサリウスが登場するまで長きにわたって続いたのです。

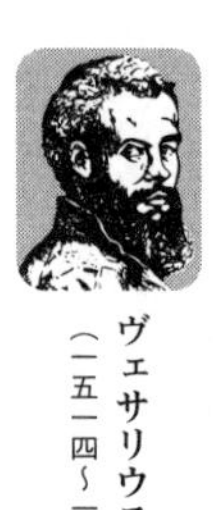

ヴェサリウス
（一五一四〜一五六四）

当時の一般的な解剖は分業制でした。ご遺体に直接メスを入れて切り開いていく「執刀者」と、その横から棒を持って指し示す「示説者」、そして書物を読み上げる

「解剖学者」の三人で行っていたのです。

前者の二人は解剖学者ではありません。直接手を下すという下賤な仕事は人に任せ、解剖学者は高いところから椅子にふんぞり返って見ています。そして、「お腹の中にはこういう臓器があるのだ」と偉そうに、ガレノスによって書かれた書物を読み上げるわけです。

ところが、実際に体の中を見ていくと、当然のことながら書物に書かれたようになっていないこともあります。なぜなら、ガレノスはサルの解剖を行っており、人体の解剖は行っていないからです。例えば、胸骨は七個に分かれているとガレノスは書いていますが、これはサルの場合であって、人間の胸骨は三個なのです。

では、この矛盾をルネサンス時代の解剖学者は、どのように対処したのでしょう？

当然、書物が正しくて、人間の体のほうが間違っていると考えたのです。そもそも解剖されるのは罪人や身分の低い人でしたから、ローマ時代は奴隷としてガレー船を漕いでいました。そのために胸が発達して骨も七個に分かれたのであって、現代の自分たちは退化して三個になったと、都合の良い解釈をしていたのです。

ガレノスはとても正確な解剖を行っており、著書の中ではきちんとサルの解剖をしたと明記していました。それにもかかわらず、ルネサンス時代の人たちはガレノスを尊敬するあまり、人体のことが書かれていると勝手に思い込んでいたのです。人体こそ探求すべき対象であるという認識に欠けていたため、人体解剖によって得られた情報がフィードバックされることはなく、ずっと間違った知識が引き継がれていったのです。

これに対してヴェサリウスは、書物ではなく人体の中にこそ真実があると警鐘を鳴らし、自ら解剖を行いながら解説をして、ガレノスの間違いを正していきました。

そして、一五四三年に『ファブリカ』という解剖学書を出版したのです。これは歴史的な大著といわれ、芸術的で正確に描かれた解剖図は現代でも通用するものですから、当時の人々に衝撃を与えたことはいうまでもありません。これが、解剖学を最先端の科学に押し上げることとなりました。

ヴェサリウスの解剖学は、進歩的な人たちからは熱狂的に歓迎されましたが、ガレノスを崇拝する保守的な解剖学者からは激しい攻撃に遭いました。コペルニクス

◆『ファブリカ』の解剖図

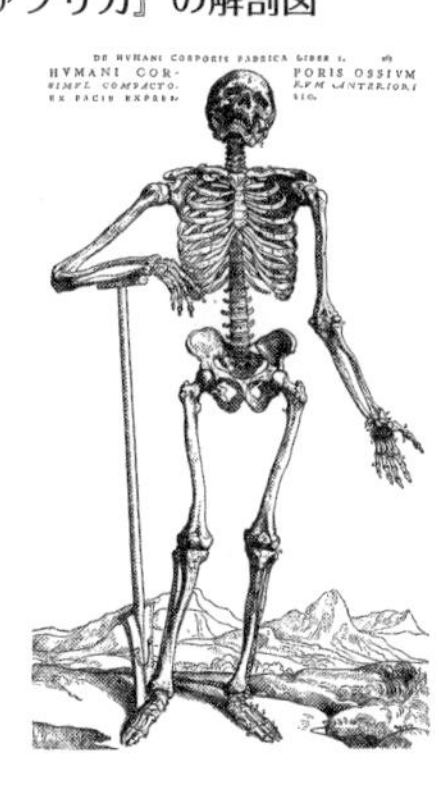

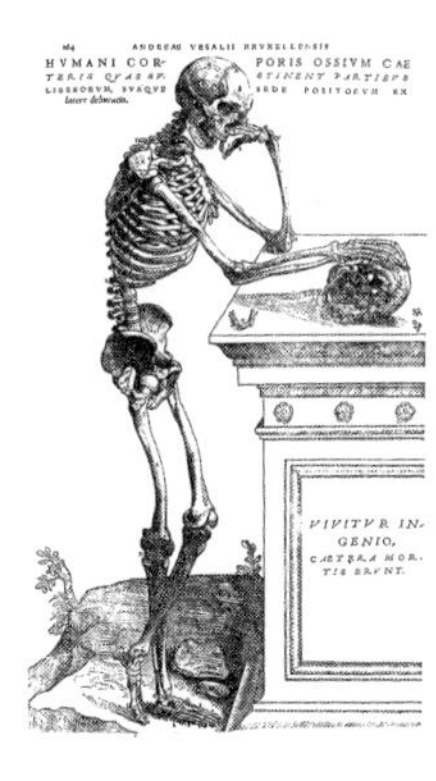

が地動説を唱えたのも同じ時期でした。

医学の歴史では、個人に焦点を当てて、その業績を挙げる英雄物語が多く書かれています。それでいくと、ガレノスは医学の権威を失墜させた悪者で、ヴェサリウスは正義の味方のように扱われます。

しかし、ガレノスがあって、その上にヴェサリウスの医学が乗っているのですから、解剖学の祖として挙げるとすれば、やはりガレノスとヴェサリウスだと私は思います。

運命を分けた夫婦喧嘩

ヴェサリウスの家系は代々、神聖ローマ皇帝の宮廷侍医の家柄でした。しかし、父親は嫡出子（正妻の産んだ子）ではなかったために侍医を継ぐことができず、宮廷薬剤師を務めていました。ですから子供のヴェサリウスが医師になって宮廷侍医の座に就くことが、父親の悲願だったのです。そのための教育を幼少期から受け、十九歳のときにパリ大学で医学を学びました。

けれども、解剖実習を望んでいたのにその機会は滅多(めった)になく、講義内容は保守的で退屈なものでした。たまに人体解剖があると、自ら執刀を申し出て腕を磨きました。また、当時は人骨の標本もなかったため、仲間たちと墓地に忍び込んでは人骨を盗み出して観察していたともいわれています。

その後、解剖学と医学のさらなる勉強をして学位を取るために、イタリアのパドヴァに向かいました。そして、パドヴァ大学で優秀な成績を修めて学位を受け、二十三歳の若さで解剖学の教授に任命されると、解剖しやすい環境を整えて研究に没頭しました。その成果をまとめたのが『ファブリカ』です。

ヴェサリウスは、大学を辞めて悲願であったハプスブルク家の皇帝カール五世の侍医となり、ブリュッセルに住みます。

しかし、『ファブリカ』の成功に対する妬(ねた)みもあって、パリ大学での恩師やパドヴァ大学での同僚までもが、ガレノスを貶(おとし)めたなどといってヴェサリウスを非難し始めたのです。そうしたこともあって、カール五世が亡くなり、息子のフェリペ二世の代になるとマドリッドに移って侍医を続けました。

けれども、やはり学問の道に戻りたいという気持ちが強くなり、ちょうど古巣のパドヴァ大学で教授の席が空いたことで、パドヴァに戻る決心をしました。

ところが、スペインを離れて奥さんと娘さんを連れて戻る旅の途中で、夫婦喧嘩をしてしまうのです。怒った奥さんは娘さんを連れてブリュッセルの家に戻ってしまい、ヴェサリウスだけがパドヴァに向かって教授になる確約を取り付けます。

そして、新学期まで時間があったのでエルサレム巡礼に行きますが、帰る途中で嵐に遭って船が難破し、命を落とすこととなったのです。

皮肉なことに、夫婦喧嘩のおかげで命拾いした奥さんと娘さんは、ブリュッセルの家に戻ると、ヴェサリウスの遺産を相続したうえ、夫がどれほど貢献したかをフェリペ二世に訴えて多額の年金まで手に入れ、悠々自適の生活を送ります。さらに、奥さんは再婚も果たしました。娘さんも結婚して幸せに暮らしたといいます。

レオナルド・ダ・ヴィンチと三つのひょうたん

脳の中の三つの〝ひょうたん〟

人体解剖は、医学だけではなく、芸術の分野でも大切です。写実的に描こうとすると、人体の構造を知る必要があるので、多くの芸術家が人体解剖を行っていました。

ルネサンスを代表する偉大な芸術家の一人といえば、レオナルド・ダ・ヴィンチではないでしょうか。彼は、医学・生理学の分野にも造詣が深く、解剖を行っていたことが、遺（のこ）されている資料などから知ることができます。

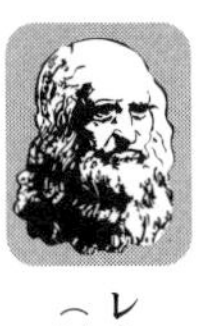

レオナルド・ダ・ヴィンチ
（一四五二〜一五一九）

レオナルドは自筆原稿や図譜などを多数遺しており、これは「手稿(しゅこう)」と呼ばれ、研究者によって一〇種類ほどに大別されています。その中の一つが「解剖手稿」で、現在は英国のウィンザー城王室図書館に所蔵されています。その一部が展覧会で公開されることがあり、実物を見る機会があります。また、図録などとして出版されていて見ることができます。

解剖手稿は、前期・中期・後期の三期に分かれています。

前期は、表面的な観察に留まっていて、ほとんど人体解剖はしていません。この時期に描かれた紙葉には、脳室に三つのひょうたんのようなものが描かれているのです。脳の中の空所を脳室といいますが、当時はガレノス説を踏襲していたために、その通説にしたがって想像上の脳室の形を描いています。

つまり、脳の働きは、脳の実質で行うのではなく、脳の中に入っている神経液によって機能していると考えられていました。三つ並んだひょうたんのうち、前の脳室が聴覚・視覚・嗅覚といった感覚を営み、真ん中の脳室が思考と判断を行い、後ろの脳室が記憶するという具合です。

ところが、描写力がずば抜けていて迫力もあるために、見た人はみな信じてしま

◆レオナルド・ダ・ヴィンチが描いた心臓

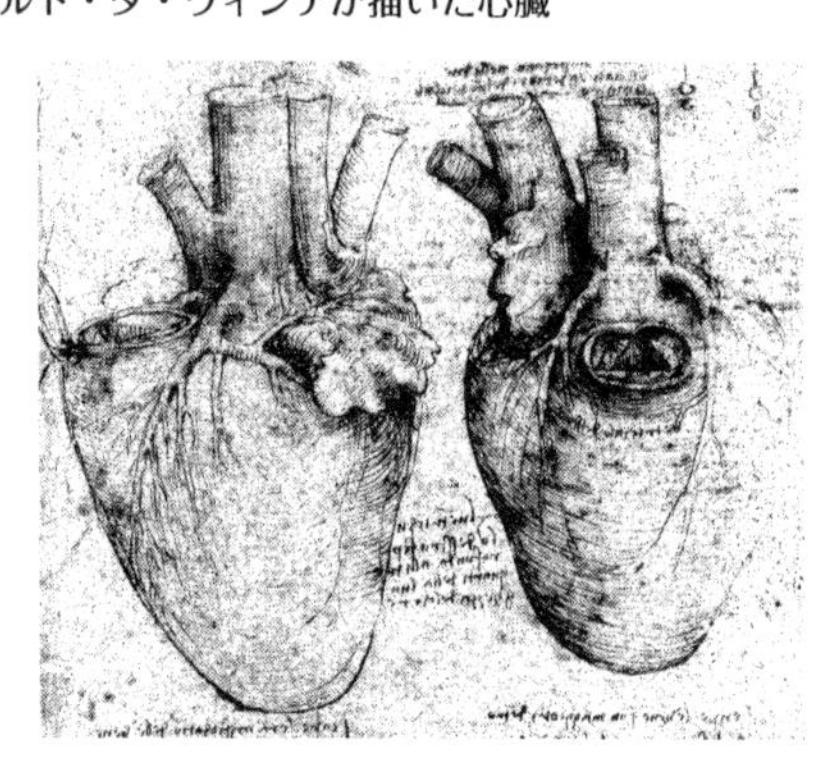

うのです。しかし「これは全然違う」という箇所が多々あります。

中期になると一応、解剖を行ってはいますが、観察が正確ではありません。肺の気管支の形は、実際には左右で違います。それにもかかわらずレオナルドの紙葉では、きれいに左右が対称で、幾何学的に二分岐、二分岐というように描かれているのです。気管支の形を観察せずに描いていることが明白です。

女性の内臓を描いた解剖図が一般に有名ですが、これにしてもよく見ると子宮から両側に向かって二対の角が生えていたり、わけのわからない血管が描かれているところがあります。機能を意識しながら解剖しているのですが、実際の観察が追いついていません。

それが、後期になってくると、実際の観察に基づいてよく描かれています。例えば、筋肉の形が驚くほど正確なだけでなく、筋肉の始まり（起始）と終わり（停止）をワイヤーでつないで、確かに筋肉は骨と骨の間をつないで引っ張るものだと、機能を想定した描き方をしているのです。心臓の絵も非常にリアルです。ただ詳細に描いているだけでなく、人体の構造を遠近感を生かした立体的な図として描写してあります。脳室の形も、前期に描いた三つのひょうたんはなくなり、後期では鋳型を使ったりして正確に描かれています。

ミケランジェロも解剖をしていた

芸術家で解剖を行っていたのは、レオナルドだけではありません。ミケランジェロも若い頃に解剖を行って、その体験を基に非常に写実的な人体表現をしています。

ダビデ像などの彫刻もそうですし、ヴァチカンのシスティーナ礼拝堂に描かれている壁画の人体表現は素晴らしいですね。この時代の他の芸術家と比べても、抜きん出て彼の表現が秀逸なのは、解剖を行っていたからだといわれています。

ミケランジェロは、木彫の『キリスト磔刑像』を製作するためにフィレンツェの修道院に住み込んでいましたが、そのときに修道院長の好意によって、附属病院で亡くなった病人のご遺体を提供されて解剖を行っていました。その際、筋肉の型を取って、さまざまな姿勢で筋肉の形がどのように変わるのかを実験していたと、証言者によって明らかにされています。

この時代はどこでも解剖ができたわけではありませんが、フィレンツェの町は比較的自由だったようで、レオナルドもフィレンツェの別の修道院で解剖を行っています。

レオナルドは、人が亡くなると「あのおじいさんだな」といって駆けつけ、亡くなったときの顔をスケッチし、その人の解剖をして記録を残しています。

ミケランジェロよりも二十三歳も年上のレオナルドですが、二人はライバル関係にあったとされています。両者は何かと比較されていますが、その才能の裏にはともに解剖によって習得したものがあったのは確かです。

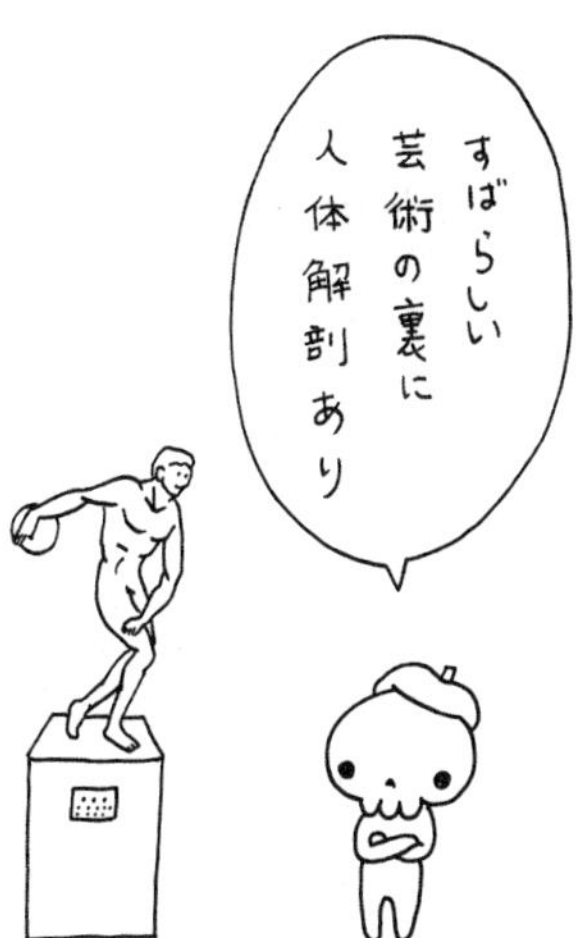
すばらしい
芸術の裏に
人体解剖あり

「血液循環説」を唱えたイギリス人

ガレノス説を全面否定

心臓が血液を送るポンプであり、血液が全身を循環することは、今でこそ常識で誰もが知っています。けれども、人体を自然のまま探求しようとしたヴェサリウスでさえも、血液循環に関してはガレノス説を信じて疑いませんでした。

このヴェサリウスの『ファブリカ』から八十五年が経って、ようやくイギリス人のハーヴィーによって「血液が循環する」という原理が確立されました。

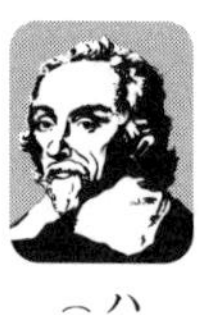

ハーヴィー
（一五七八～一六五七）

ハーヴィーは、『心臓と血液の運動（動物の心臓ならびに血液の運動に関する解剖学的研究)』(一六二八年)を出版し、初めて血液循環説を主張したのです。この本には図が少なく、ヴェサリウスの『ファブリカ』のような解剖図こそ多用していませんが、その代わりに理論を巧妙に組み立てることで血液循環を論証しています。

例えば、心房が収縮して心室に血液を送って満たし、心室が収縮して肺動脈と大動脈に血液を送り出して全身に行き渡らせていること。また、弁の働きによって血液は、肺動脈や大動脈から心室に逆流することはないこと。

さらに、心臓が収縮する際に固くなって動脈が拡張すること、動脈に穿刺(せんし)すると心臓の収縮時に血液が噴出すること、心房の収縮に続いて心室が収縮すること、などの記述をまるで目の前で心臓を見ているかのように生き生きと表現しています。

また、心臓や血管の大きさから、輸送される血液量も割り出しているのです。心室の容量(二オンス)×一時間の心拍数(七二×六〇)＝八六四〇オンス(体重の三倍)が、一時間ごとに心臓から拍出されると推定しています。そして、これだけの量の血液が動脈から静脈に循環することなく、摂取した食物だけからつくられるのは無理であると結論付けて、血液循環説を決定的なものにしたのです。

ハーヴィーは、血液循環を証明する実験も行っています。それは、腕の皮下の静脈を押さえて、血液が静脈弁を超えて逆流しないことを示し、静脈が絶えず血液を心臓に送り返すと論じています。

ハーヴィーを支持したデカルト

ハーヴィーの血液循環説は、当時の医学者たちに衝撃を与えました。いうまでもありませんが、観察や実験による検証を重んじる医学者たちからは歓迎され受け入れられたものの、ヒポクラテスやガレノスなど先人たちが築いた伝統を重んじる医学者たちからは無視されたり、批判の的となりました。

特に、イギリスとネーデルランドに積極的な支持者が現れ、フランスには反対者が多かったとされています。そうした状況の中、フランスからネーデルランドに移ったデカルトは、ハーヴィーの理論を支持したのです。

デカルトというと、「我思う、ゆえに我あり」の名言で知られる自然哲学者であり、数学者です。彼の著作『人間論』は、人間の機能を機械的に説明した生理学の本ですが、内容の一部にはガレノス説が生き残っているのは明らかです。

動脈血の生成については、発酵によって心臓で血液化が促進すると考えるなど、苦しい理論ながらも科学的に説明をしようとした姿勢がうかがえます。しかし、脳の機能については精神が脳の中心にある松果体に宿ると考え、液体の微妙な流れによって松果体が動かされると説明しています。

当時は、アリストテレスの哲学が大学教育の基礎になっていましたが、それに代わって新しい機械論に基づく自然哲学を提唱しようと、デカルトは考えていたようです。これを推し進めるにあたって、ハーヴィーの血液循環説を好適な例として取り上げるなど利用していました。

これによって古代の権威への執着にとどめを刺すこととなって、生理学が発展していきました。

印刷技術が解剖学を変えた

活版印刷の発明

解剖学、ひいては医学の発展の歴史は、単に医学だけで進歩したのではなく、社会や科学技術などの影響も多分に受けています。特に私が注目しているのは、印刷や版画の技術で、これが医学の進歩に大きく影響を与えていると考えています。

古代の書物は、現在のような冊子本とは異なり、パピルスの長い用紙に手書きで文章を記録し、巻物にして保管する巻子本（かんす）でした。パピルスはエジプトの湿地に生える水草で、その茎を薄く切って貼り合わせて用紙にしたものですが、耐久性が低く、数十年のうちには消耗してしまいます。そこで、筆写を繰り返すことによって後世に伝えられてきました。

五世紀になると、パピルスに代わって羊皮紙を用いた冊子本がつくられるようになりました。羊皮紙は、羊の皮を剝いで処理したもので、耐久性に優れ長期にわたって保存することを可能にしました。

また、冊子の形態は巻子に比べてコンパクトですし、小さな空間に大量の情報を収めることができるうえに、読みたいページを簡単に開くことができます。最初から順に内容を見ていくしかなかった巻子本がビデオテープなら、冊子本は好きなところを取り出して見ることができるＤＶＤといったところでしょう。

しかし、冊子本は高価なこともあって、パピルスの書物の中でも特に価値のあるものだけが冊子本に書き残され、後世に伝存することとなりました。ですから古代の文書の中で現在まで伝わっているものは非常に少なく、一～二パーセントほどではないかと見積もられているのです。

解剖学書が転機を迎えたのは、十五世紀中頃にグーテンベルクが活版印刷を発明したことでした。これによってヨーロッパの文化が大きく変わります。

当時の印刷本は、手書きの写本をきれいにつくるといったもので、印刷の後で彩色され、豪華な装丁を施した高価な本でした。安価な書物を大量につくるのではなく、少部数の本を低コストでつくって収益を上げることが目的で、揺籃期本と呼ばれています。

◆『ファブリカ』の扉

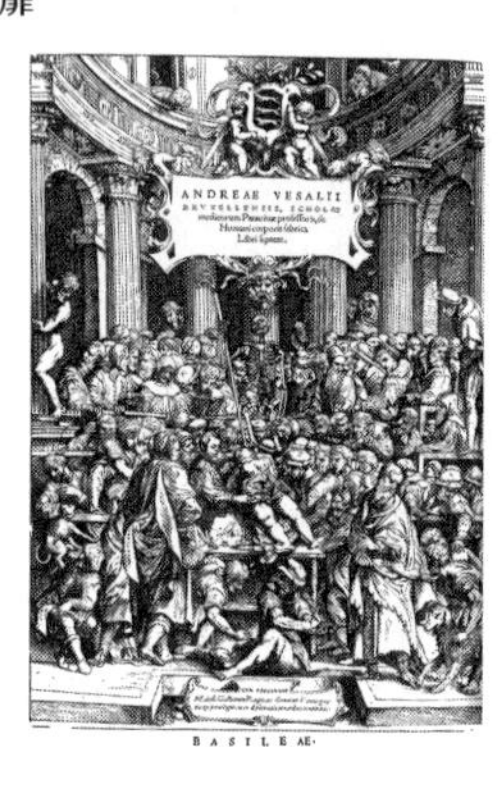

それが、十六世紀に入ってから印刷本の性格が大きく変わり、広範に頒布する目的で大量の書物が印刷されるようになったのです。大量印刷によって、書物はそれまでの「情報の貯蔵庫」から、「情報を広く伝達する手段」へと、その性格を変えました。

安価で大量に本を出版できるようになったことで、医学者たちによって次々と新たな解剖学書が書かれるようになりましたが、その多くは図のない文章だけのものでした。

その中から木版画を用いて挿絵を入れるなど、解剖図を備えた解剖学書が出版され始めます。その一冊が、ヴェサリウスの『ファブリカ』です。

ヴェサリウスにはプロデューサーの才能も

あったようで、本の情報伝達力を十分に計算したうえで『ファブリカ』をつくったのです。活版印刷と木版画の技術を駆使して精細で芸術的な解剖図をつくるために、洗練された人体表現のできる芸術家を集めるなど、出版に必要な優れた人材を揃(そろ)えてプロジェクトをつくり『ファブリカ』を完成させました。

これによって『ファブリカ』は大成功を収めますが、ここには自分の才能を認めさせて宮廷侍医の地位を得ようとした目論見(もくろみ)もあったのです。結果的には宮廷侍医になったのですから、彼の目的は達成されたわけです。

この直後から、印刷技術は木版画から銅版画に変わってしまうため、木版画による解剖図はヴェサリウスで終わってしまいます。

リトグラフの登場で表現力が拡大

銅版画は細い線で表現できるため、人体の構造を細部にわたって緻密(ちみつ)に描くのには適していました。ですから解剖図を印刷するには事足りて、技術的にも十八世紀まではあまり大きな変化がありません。

ただ、本文は活字を用いる凸版(とっぱん)印刷で、銅版画は凹版(おうはん)印刷でしたので、両者は版の高さも印刷の圧力も異なります。そのため、同じページに印刷することはできず、本文と解剖図のページがずれてしまうという欠点がありました。

それが、十九世紀になると、銅版画に代わって二つの新しい印刷技術が登場します。

一つ目は、木口（こぐち）木版画です。緻密な木版にビュランという先の尖った特殊な彫刻刀で細かい図案を彫るものです。大きな図版には不向きですが、活字と同じ凸版印刷ができることで、本文と図を関連づけて説明でき、見ていてわかりやすくなりました。

二つ目は、リトグラフです。石版画とも呼ばれ、石灰岩や金属板の上に油性クレヨンで描画して固定し、その上に水性インクを塗布して親水性の領域にだけ残ったインクを紙に写し取るという手法です。

リトグラフは、平滑（へいかつ）な石版の表面に油性クレヨンでデッサンをするように描くだけで原板ができるので、版画の製作が容易になり、グラデーションをかけたり、多色刷りができて臓器の質感がよく表現できるのです。

特に効果的だったのが、病理学における病変の図でした。病理解剖で観察された病変を、銅版画では表現しきれなかった部分が、リトグラフによって迫力ある画像として描くことが可能になりました。これによって臓器の病変に注目する病気についての新しい考え方を広めるのに大いに役立ちました。

そして、二十世紀に入って写真製版が普及すると、さらに解剖図のあり方を大きく変えることとなったのです。それまでの図版は、原板の素材に図を描いたり、刻み込んだりして原板を作成していたために版の製作費も高価で、一つの版からできる枚数にも制約がありました。

しかし、写真製版では原画となる図から繰り返し原板を作成できることで、込み入ったグラデーションの図でも安価に印刷できるようになったのです。さらに、解剖体の写真そのものを解剖図として用いることができるようにもなりました。

さらに現在のコンピュータによる画像技術は、解剖図と解剖学書の可能性をさらに押し広げました。

江戸時代の解剖事情

人体の内臓はカワウソと似ている?

日本の医学は、奈良時代に仏教とともに中国から伝わった医学に基づいた漢方医学でした。中国医学では五臓六腑（ごぞうろっぷ）といって、心・肝・脾（ひ）・肺・腎の五つの内臓と、これらを補助する胃・小腸・大腸・胆・膀胱・三焦（さんしょう）という六つの内臓から人体は構成されているとしています。

中国では、宋の時代には解剖が行われていた記録があり、解剖図も日本に伝わっています。それを基にして鎌倉時代末に、梶原性全（かじわらしょうぜん）が『頓医抄（とんいしょう）』を記しています。

日本で公式に行われた初めての人体解剖となると、江戸時代に山脇東洋（やまわきとうよう）が行ったものとなります。その観察記録が『蔵志（ぞうし）』という書物として残されています。

山脇東洋は、若い頃に師匠である後藤艮山（こんざん）と話す機会があり、そのときにカワウソの内臓は人間と似ているので、人体の代わりに解剖することを勧められます。それにしたがってカワウソの解剖をした東洋ですが、小腸と大腸の区別がつかないことで悩んでいました。やはり、実際に人体の内部を見ないとわからないことを痛感したのです。

そんなとき、若狭（わかさ）の小浜（おばま）藩の医者で、東洋の門人・友人の三人が京都所司代に刑死解剖を願い出て許されたのです。これは、東洋のアドバイスによるものと思われます。

そして、一七五四年閏（うるう）二月に京都の西郊にあった六角牢獄で、斬罪に処せられた五人のうちの一人である三十八歳の男の死体を解剖することが決まりました。これに東洋も加わって腑分け（ふわけ）（解剖）を観察し、五年後に出版したのが『蔵志』です。『蔵志』では、主に内臓に関して書かれていることから、東洋の関心が内臓の解剖にあったことがうかがえます。四肢の記述はわずか数行で、頭部についてはまったく言及されていません。それもそのはず、斬首されているのですから、頭部は書けなかったのです。東洋がずっと悩んでいた小腸と大腸の区別についても、本文や図には描かれていませんでした。

どうやら五臓六腑の概念に引きずられたようで、誤った記述が多く、残念ながら不完全な観察記録になっています。これには、いくつかの原因があります。

解剖を医者が自ら行っていないことや、斬首された刑死体を藁の上に置いて急いで行われたことなど、解剖と観察を行うには条件が不十分だったからです。

そのため『蔵志』の刊行後、解剖することは無用で、非人道的な行為であると非難する者が現れました。

しかし、東洋が『蔵志』を著したことには大きな意義があります。人間の内臓はカワウソとはまったく似ていないことがわかったからです。実際に体験して判断する実験精神があふれています。

何より、『蔵志』の付録として「祭夢覚文」が記されていたことです。山脇東洋らは、刑死体の解剖を行った一カ月後に、ご遺体の法要を行っているのです。斬首刑に処せられた刑死体は、埋葬されることなく刑場内に取り捨てられるのが通例でした。けれども、東洋は解剖された死体に法要を行い、「夢覚」という戒名まで与えたのです。

「祭夢覚文」には、「あなたは罪人であり、見たときにはすでに首がなく、面識があったわけではない。しかし、その遺体のおかげで、私たちは長年の疑問が氷解することとなった。その功績は忠臣・烈士に劣らぬものであり、その名誉は後世に伝わるだろう。であるから死体を解剖されるという凌辱(りょうじょく)を悲しまないで、この慰霊を受け入れてくれ」と述べられています。

『解体新書』の誕生

世の東西を問わず、人体解剖には古くから処刑体が用いられてきました。日本での人体解剖は江戸時代から行われてきましたが、医者から解剖の願い出があると、幕府は庶民で罪状の重い者の死体を選んであてがっていました。死後に体を解剖するのは、残酷な刑罰をさらに加えることだと捉えていたからです。つまり、解剖は刑罰の一環というわけです。

その一方、たとえ罪人であっても、死んだ後まで体を切り刻むのは人情的に許しがたいという批判もありました。

しかし、山脇東洋の『蔵志』の後、刑死体の腑分けが中止されることはなく、むしろ申し出る医者が増えて次々と行われるようになったのです。

古河(こが)藩の医者であった河口信任(かわぐちしんにん)もその一人でした。彼は、主君が京都所司代を務めたときに許可を得て解剖を行い、その所見を基に『解屍編』を出版しました。

実地の解剖に基づいた書物としては『蔵志』に次ぐもので、胸部や腹部の内臓のほかに、頭部の解剖を含んだ内容は、『蔵志』よりはるかに詳細で、五臓六腑の誤りもきちんと指摘しています。

こうした中で、小浜藩医の杉田玄白と、中津藩医の前野良沢は、それぞれがオランダ語の解剖学書を手に入れました。その本を持って二人は、江戸郊外千住の骨ヶ原（小塚原）で行われた刑死体の解剖を見学し、漢方医学で学んだ五臓六腑とはまったく異なることを知ると同時に、オランダ語で書かれた本の正確さに驚きました。

そこで玄白と良沢は、同じ解剖学書を持っていたこともあって、仲間を募ってオランダ語の解剖学書の翻訳をする決心をしたのです。ところが、いざ翻訳を始めると、オランダ語に苦戦しました。

オランダ語に詳しかった良沢でさえも、語学力は七〇〇語の単語を知っている程度で、玄白に至ってはアルファベットもおぼつかないものでした。例えば、「眉（ウエインブラーウ）といふものは目の上に生じる毛なりとあるやうなる一句も、彷彿として、長き春の一日には明らめられず、日暮るるまで考へ詰め、互ひににらみ

◆『解体新書』から、手指を伸ばす筋と腱の図

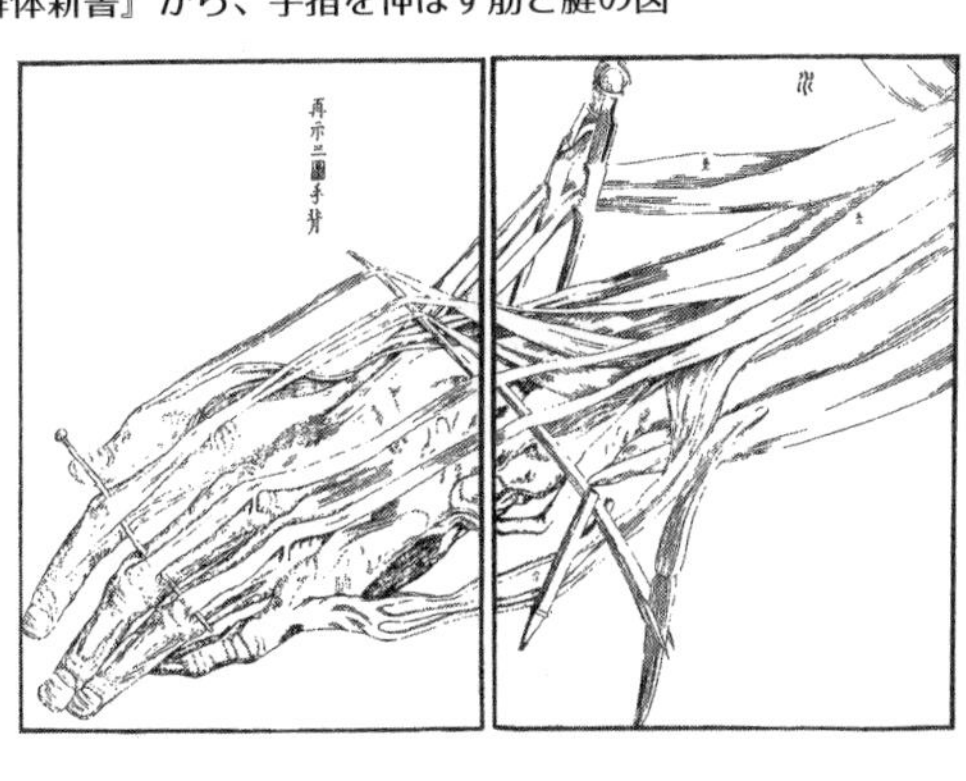

合ひて、僅か十二寸ばかりの文章、一行も解し得ることならぬことにてありしなり」と、この経緯を後に書き記した『蘭学事始』の中で述べているほどです（緒方富雄校註『蘭学事始』岩波文庫より）。

こうして、三年余の歳月をかけて完成させたのが『解体新書』です。この本は、西洋の解剖学書の内容を初めて日本語で伝えたもので、人々に大きな衝撃を与えました。

これ以降、西洋医学書が次々と翻訳されたり、紹介されるようになり、医者の関心は西洋医学に向いていきました。

江戸時代の解剖事情

江戸時代に行われた解剖は刑死体でした

が、当時の死刑にはいくつかの種類があり、解剖するにも制限がありました。

武士の場合は、名誉を尊重した切腹と、不名誉な罪を犯したときに行われた斬首の二種類ですが、いずれであっても解剖されることはありませんでした。

これに対して庶民の場合は、磔（はりつけ）、鋸挽（のこぎりびき）、火罪、下手人（げしゅにん）、死罪、獄門（ごくもん）の六種類の死刑があり、このうち解剖が行われたのは「死罪」に処せられた刑死体だけでした。これには、いくつかの事情があります。

磔は、受刑者を市中引き回してから刑場に向かいます。刑場では磔柱に手足・胸・腰などを縄で縛り付け、衣類の一部を剝ぎ取って脇腹を露出させた後、周りから槍で突き上げるというものです。

鋸挽は、土中に埋めた箱に罪人を入れ、首だけを地面から見えるようにして二晩三日にわたって晒（さら）した後、市中引き回してから鋸で首を切るというものです。

火罪は、火あぶりの刑といわれるもので、受刑者を市中引き回してから刑場で、磔柱に縛り付けた後、足元に薪（たきぎ）を積んで柱を囲む竹枠の周りに葦（あし）を積み上げて、火をつけるというものです。

これらの三つは死体が損傷するため、解剖には適さないのです。

残りの三種類は、斬首による処刑である点は共通していますが、罪の重さに軽重があって、付加される刑罰が異なります。

下手人は最も軽い刑で、刀によって斬首されますが、他の付加的な刑罰はありません。ですから、処刑後に引き取り人から求められれば、死体は引き渡されて埋葬や弔いも許されていました。

死罪の場合は、付加刑として財産が没収されるうえ、死体は武士が使用する刀の試し切りに用いられました。死罪による死体は取り捨てて消滅すべきものであり、それも刑の一部となっているために埋葬や弔いは許されませんでした。

獄門は最も重い刑で、斬首に処せられた後、切り取った首は台に乗せて晒しものにしました。いわゆる「晒し首」です。

これらの三つのうち、死罪になった死体は試し切りに用いられましたが、余裕があって町奉行所などの許可が下りれば解剖が許されたのです。

江戸時代には、人体解剖も試し切りに代わるものと考えられ、一種の刑罰の意味がありましたので、一般には残酷なものと捉えられていました。

日本における西洋医学の幕開け

オランダ人医師による人体解剖

鎖国していた日本において、初めて西洋医学を教えたのは、オランダの商館医として長崎の出島に赴任したドイツ人医師のシーボルトです。しかし、彼は幕府禁制の日本地図を持ち出そうとしたため、スパイ容疑をかけられて国外追放となりました。

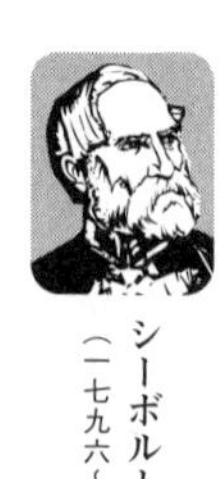
シーボルト
（一七九六～一八六六）

その後、ペリーが来航して鎖国が解かれると、長崎に海軍伝習所が開設され、西洋の科学技術を積極的に取り入れるようになりました。ここにやって来たのが、オランダ人医師のポンペ（一八二九～一九〇八）でした。

ポンペは、自然科学から基礎医学、臨床医学へと進む体系的なカリキュラムをつくり、五年間にわたって人体解剖実習や病床での臨床実地指導を日本で初めて行いました。

ポンペによる最初の人体解剖は、一八五九年に長崎の西坂刑場で行われました。死刑囚は俗吏・小島喜左衛門の従僕だった平三郎で、主人の官金から多額の盗みを行った罪で死刑となったのです。

死罪ですから解剖が許される状況でしたが、被害者である小島喜左衛門でさえも「いくら罪人でも解剖は許さない」と書面で反対するほど、当時は解剖することは人間のやることではない、鬼のやることだと思われていたのです。しかし、奉行の許可が得られたことで解剖することになりました。

ところが、小役人らが、罪人であっても日本人の死体を外国人に解剖させるのは国家の威信に関わると反発したのです。そこで、ポンペ門下の塾頭であった松本良順が、警備を厳重にして騒動が起こらないように警戒するとともに、ポンペと相談して何も知らないという顔で平然と解剖を行うことにしたのです。

こうして厳重な警備の中で、四五人の医師と女医一人が立ち会い、三日間にわたって内臓、神経と血管、脳などの解剖が行われました。その場にいた医師たちは、初めて目の当たりにした人体の構造に驚き、大いに満足する内容だったといいます。ちなみに解剖実習に参加した女医は、シーボルトの娘であるイネでした。

ポンペの下で学んだ医師には、順天堂医院の創設者である佐藤尚中(たかなか)、後の東京大学医学部長、日本赤十字病院の初代院長など、明治の医学界のリーダーとなって近代西洋医学の定着に貢献した人を多く輩出しています。

解剖の意義を説いた日本人

ポンペの解剖は、立ち会った医師たちにとっては有意義なものでしたが、平三郎の解剖の話を伝え聞いた長崎の囚人たちは心穏やかではいられません。死を以(もっ)て罪を償(つぐな)うというのに、それでは足りずに死体を切り裂くなんて残酷極まりないと騒ぎ出したのです。これには役人も、ほとほと困り果ててしまいました。

そこで、囚人たちの説得役を申し出たのが、松本良順でした。

良順は、「それ医の屍体を解剖するや、学術上最も裨益(ひえき)を与うることにして、治療に益し世に効あること今さら言(げん)を俟(ま)たず。故に欧州にては、罪人ならざる者も世に有志の徒は自ら遺言してこれを行わしむる者比々としてあり。今囚人の悪事をなし刑に処せらるるの屍を以て世人幾万の治療に益を与うれば、これ罪障消滅のみならず、その世に貢献する功実に宏大無量というべし」と、人体解剖する意義を説きました。

さらに、良順は自ら施主となって法要を行い、戒名も与えて石塔を建立することを告げました。

本来なら刑死人は供養されることなく野捨てにされる身です。それが、手厚く葬られるのを約束されたことに囚人たちは納得し、死刑囚も満足して怨み言なく刑に服したといいます。

ここにもポンペの、ご遺体を丁重に扱うという教えが生きていました。この精神は現在まで受け継がれており、全国の大学では解剖が終了した後、感謝の意を表する遺骨返還式が執り行われています。

こうして、罪科として捉えられていた人体解剖が、医学の発展への貢献という意味合いに方向転換することとなったのです。

そして、明治政府は西洋医学を本格的に導入するために、その中心となる医学教育機関（後の東京大学医学部）を整備しました。

献体のはじまり

献体を申し出た最初の女性

明治時代になって、政府はドイツ人教師を雇って大学東校（現在の東京大学医学部）で西洋医学の教育を始めました。当初は解剖する遺体がありません。人体解剖は医学の基礎となる重要な事柄ですが、これでは解剖実習が行えないため、医学教育にも影響が生じます。

そんな中、美幾という重病の女性が大学の関係者から勧められ「自分が亡くなったら解剖して構わない」と遺言を残して息を引き取りました。一八六九年に国内初となる刑死体以外での解剖が東京大学で実施されたのです。

これがきっかけとなって政府も人体解剖を認め、刑死ないし獄中での病死で身寄りのない人のほかに、養育院での病死で身寄りのない人と、解剖の許される範囲が徐々に広まっていきました。それでも、明治から第二次世界大戦までは、病死体の解剖については法的規定がないために、各大学の解剖学教室は解剖体を手に入れるのに苦労していたのです。

そのときの様子が、東京大学の解剖学教室で長年書かれてきた『屍体に関する記事』という備忘録に残されています。それによると、解剖体が足りないために養育院で亡くなった身寄りのないご遺体を、内密裏に分けてもらって解剖を行っていたと記されています。オープンにはできませんので、顔を傷つけず、体に外見上の欠損をつくらないという配慮をしながら解剖を行ったということでした。

たまに、いないはずのご家族が現れることがあり、怒鳴り込まれたときには教授が事態の収拾を図るために奔走して大変だったといいます。

戦後間もなくして、「大学等へ死体交付に関する法律」が公布・施行されて、医学および歯学の教育のために大学の長から要求があった場合は、都道府県知事はご遺体を交付できるように定められました。

さらに、この法律と死因調査に関する厚生省令が統合され、「死体解剖保存法」が制定されました。これには、解剖は家族の承諾を得て行えると定められ、法律にしたがって公明正大に病院などからご遺体を入手できるようになったのです。

しかし、解剖体は相変わらず不足していました。これにはいくつか要因があり、一つには医学部や歯学部を新設する大学が増えたことが挙げられます。また、身寄りがないというのも怪しいもので、ときには自治体や警察が交付したご遺体の身元調査が不十分だったために、ご遺族が現れて告訴される事件が起こったこともありました。

それは、出稼ぎから故郷に帰る途中で横死した男性が、規定の安置期間を過ぎたことで大学に交付されて解剖を行ったところ、あとになって夫の身を案じて探し回っていた妻が現れたという事件でした。これがマスコミに大きく取り上げられたのです。

一九七四年から翌年にかけて、日本解剖学会の解剖体委員会が行った調査では、自治体から交付されたご遺体のうち、ご遺族が見つかって返却する事例が七五〜八五パーセントと高い確率であることがわかりました。

こうしたことから、身寄りのないご遺体での解剖実習は困難となり、一九七〇年代は医学教育の危機とまでいわれたのです。

献体運動の推進

解剖体の不足は、医師たちだけではなく、医療によって救われた人にとっても他人事ではありませんでした。それを憂えた人たちの中から、自分の死後に体を医学教育に役立てることを思い立った人が現れたのです。彼らが大学に申し出たのがきっかけとなり、献体運動が起こりました。

献体運動は全国に波及して献体団体が結成され、一九七一年には篤志解剖全国連合会が設立されました。互いに連携を密にしながら、ご遺体の受け入れ機関である大学との交流を図るとともに、献体運動の推進を行ったのです。

その働きかけによって、一九八二年度から献体者に対して文部大臣から感謝状が贈呈されるようにもなりました。翌一九八三年には「医学及び歯学の教育のための献体に関する法律（献体法）」も成立・施行されました。

おかげで現在は、全国の大学で多くの人が献体登録をしていただけるようになり、医学生・歯学生は解剖実習を安心して行えるようになりました。

献体運動を通して得られた最大の成果は、ご遺体が解剖されることについての見方を根本的に変えたことではないでしょうか。

かつては医学のためとはいえ死後の体を解剖されることは、懲罰的で残酷なことでした。しかし、篤志家が自らの体を提供することを申し出て、その献体の志を熱く語ることによって、解剖のためにご遺体を提供することは人間として誇れる行為であることに変わったのです。そして、現在は普通の人が、自然な気持ちで献体を申し出てくださるようになりました。

また、献体によって人体解剖の持つ教育面での意味合いにも変化が生じました。人体の構造を理解し確認する作業である以上に、何十年かの人生を全うした一人の人間のご遺体と向き合う体験を通して、医の倫理という意義が解剖実習の中に見出されるようになったのです。

刑死体や身寄りのないご遺体を解剖していた頃は、解剖体に対する礼意が希薄になりがちで、材料（マテリアル）という感覚が強かったように思います。

しかし、献体によるご遺体となると、無下には扱えません。学生たちの心構えが違ってきて、大切なものを預かっているという感謝の気持ちが芽生えるようになったと感じます。

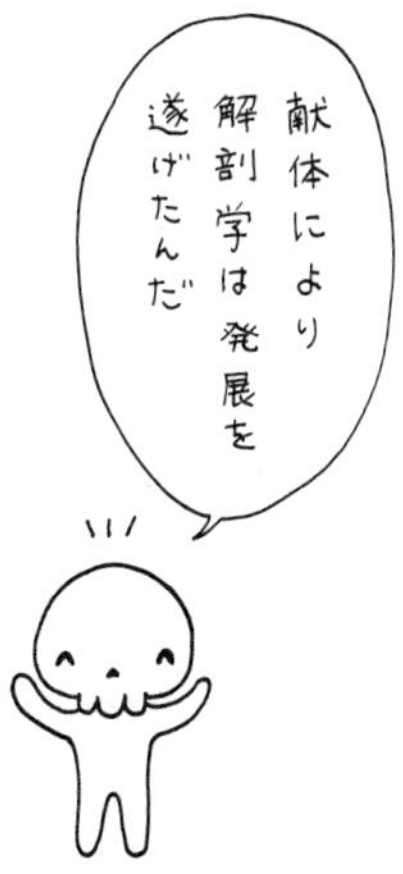
献体により
解剖学は発展を
遂げたんだ

Part Ⅲ

解剖学から見た人間のカタチ

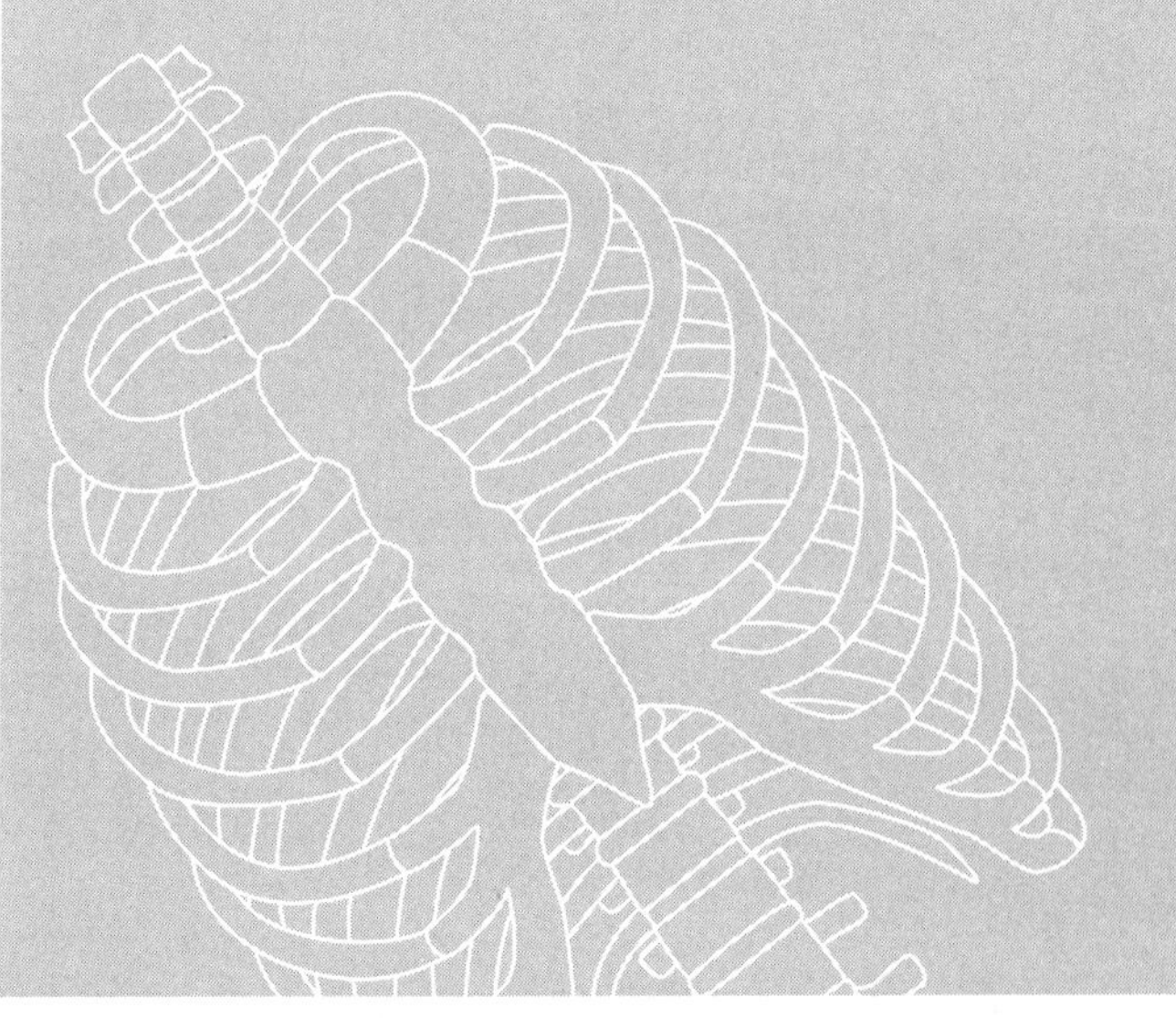

人間のカタチの本質

人形と人間を比較すると……

人間はどのようなカタチをしているのでしょうか？

恐らく多くの人が思い浮かべる人間のカタチは、人形に代表されるようなカタチではないでしょうか。特に女性は、子供の頃に遊んだリカちゃんやバービー人形を思い浮かべたことでしょう。

では、リカちゃんやバービー人形は、体のどこが動きましたか？

首と腕の付け根、足の付け根が動きましたね。胴体があって、そこから頭と両腕と両足が突き出しているのが、皆さんの考えている人間のカタチです。

ところが、これは見かけだけであって、本質は違っています。

人間の体は一本の幹を中心にして、その両横に腕と足が突き出ています。中心部分を「体幹」、突き出ている部分を「上肢(じょうし)」と「下肢」といいます。

◆上肢帯・下肢帯

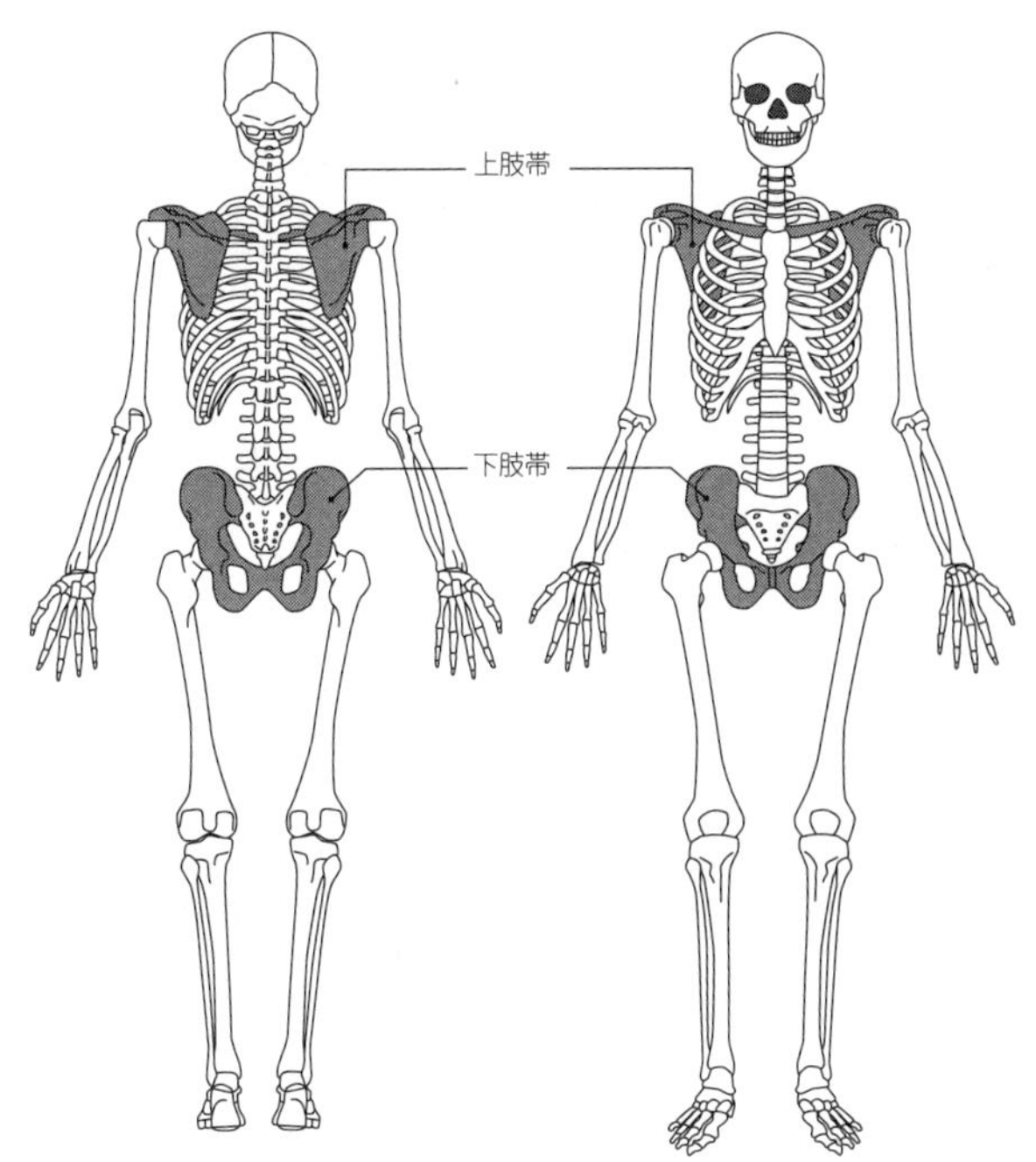

皆さんが思い描いている人間のカタチとは、違うところが二つほどあります。一つは、胴があるかないかです。一般には頭を別物として捉え、胴体とは区別していますが、体幹というときには頭も胴体の一部として捉えています。

もう一つの違いは、「腕」と「上肢」です。骨組みで見ていくと、上肢の付け根は胴体の中にめり込んでいることがわかります。外見的には胴体なのですが、内部では上肢の一部になっており、この付け根の部分を「上肢帯」といいます。

上肢帯という骨組みは、肩甲骨と鎖骨がつながっていて、体幹と上肢とを接続していますので、働きのうえでは上肢の付け根として働いています。ですから解剖学では、上肢帯を上肢に含めているのです。

下肢も上肢と同様に、下肢の付け根の部分を「下肢帯」といい、骨盤の骨の両横の部分も外見的は胴体ですが、下肢の一部として扱います。

このように、解剖学で捉える人間のカタチは、表面的に見たときとは本質が微妙に違っているのです。

体幹には三つの大事な箱がある

体幹には大事な部分が三つあります。一つは「頭」で脳と顔があり、二つ目は「胸部」で心臓と肺があり、三つ目は「腹部」で胃腸や肝臓などの消化器があります。これらに対応するように、骨組みも体幹のところで三つの箱、つまり容器があります。

一番上の箱は、脳を収めている頭蓋です。ここには顔があり、眼や鼻や口や耳が付いています。顔は、感覚器であり、消化器であり、呼吸器でもあります。感覚を取り入れる情報の窓口と、物質を取り入れる内臓の窓口という二つの働きがあります。どちらも人間が生きていくうえで必要な部分です。それが、頭に集中しているのは実に不思議です。

二つ目の箱は、鳥カゴのような形をした胸郭(きょうかく)という胸の骨組みで、中には心臓と肺が収まっています。胸郭を構成している肋骨は、ぶつかると簡単に骨折してしまうほど弱いものです。誰でも痛い思いはしたくありませんし、大事なものを収めているのなら、鎧(よろい)のようにもっと頑丈なつくりをしていれば良いと思いませんか?

ところが、鉄板でガチガチに固めてしまうと呼吸ができなくなるのです。胸の骨は動くことが必要です。でも、動くだけでいいのなら、筋肉でつくっていても良いわけです。なぜ骨組みを入れたのでしょう。

実は、肺そのものには自分で広がる力がなく、縮もう縮もうとします。それを無理やり広げておくために胸郭があり、肺は胸郭に張り付いているのです。胸郭を広げると肺も広がって空気を吸い込み、胸郭が縮むと肺も縮まって空気を出す仕組みになっています。これが呼吸です。

三つ目の箱は、お腹の内臓を受けている骨盤です。人間は二本足で直立しているため、地球の重力によって内臓が下に落ちそうになります。それを骨盤が下から支えています。骨盤の中には、泌尿器と生殖器が収まっています。

さて、そうなると消化器が集中しているお腹には箱がありません。消化器は大事な臓器ではないのでしょうか？

もちろん食物を消化・吸収する大事な臓器ですが、お腹も箱で覆ってしまうと腸が動けなくなるのです。栄養素を吸収し、便をつくってスムーズに排泄（はいせつ）できるようにするために、腸は蠕動（ぜんどう）運動をして自由に動きます。それができるためには箱が邪魔になります。その代わり、お腹の壁は何層にもなる丈夫な筋肉でゆるく守られています。

これら三つの箱があるところは、体幹の中でも動きの悪い場所です。そして、箱と箱の間は動きやすい場所になっています。頭蓋と胸郭の間には首があり、胸郭と骨盤の間にはお腹があります。

細い首は重い頭を支えているので疲れやすく、肩凝りの原因にもなりますから、もっと太くして丈夫な箱で覆ってしまったほうが良いように思いますね。

しかし、首が動かないと後ろから声を掛けられたとき、振り返ることができません。体ごと振り返れば問題ないという声が聞こえてきそうですが、それでは不便です。

もっと深刻なのがお腹です。お腹は腸が動くからという理由のほかに、ここを箱にしてしまうと寝返りを打てないことが一番の問題なのです。

寝返りを打てるのは、上半身と下半身をひねることで体の向きを変えているからです。さらに、お腹が動かないと寝たら最後、起き上がることができなくなります。試しに、仰向け（あおむ）けに寝て、お腹を固定して曲げずに起き上がってみてください。起きられないことがわかったのではないでしょうか。

こうして、私たちの体は日常生活をご機嫌に過ごせるように機能的なカタチにできています。

フレンドリーな解剖学用語

名前は見たままに付いている

全身のあらゆる臓器や組織には名前が付いています。難しい名前が次々と出てくるので、お経のように覚えることがたくさんあって医学生たちはうんざりしています。しかし、名前をよく考えてみると、実に明快でわかりやすいことに気づきます。

例えば、背骨のことを解剖学では脊柱といい、脊柱をつくる一つひとつの骨を椎骨といいます。椎骨を上から見ると、前方に椎骨の本体である椎体があり、後ろに付いているアーチ状の骨を椎弓といいます。一見、難しく思いますが、椎骨のボディだから「椎体」で、椎骨にある弓状の骨だから「椎弓」なのです。

では、ここで質問です。椎弓の横に出ている突起を、皆さんなら何と名づけますか？

◆椎骨

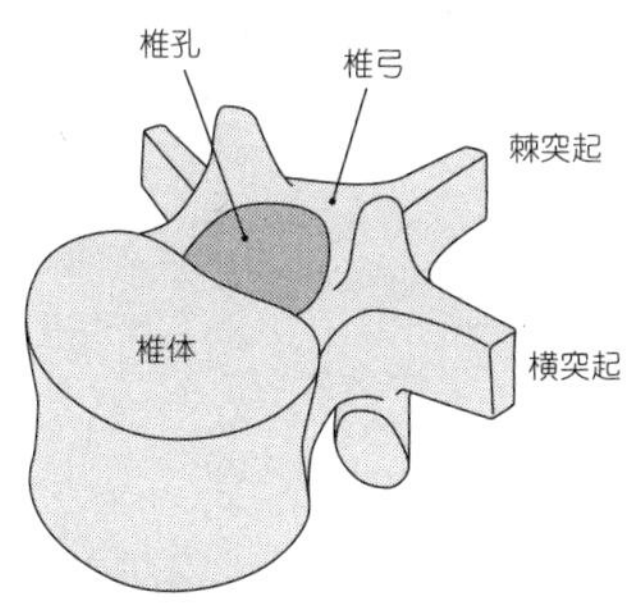

椎突起？　惜しいですね。正解は、横に出ている突起なので「横突起」といいます。そして、後ろに出ているトゲのように尖った突起が「棘突起」です。さらに、椎体と椎弓に囲まれた大きな穴を「椎孔」というのです。

こうして、見たままに名前が付けられていることが多いのですが、日本の解剖学用語のほとんどはラテン語やギリシャ語などの直訳です。正確に訳していますが、わざと違えて訳しているところもいくつかあります。

例えば、「蝶形骨」という頭の骨は、ラテン語を正確に訳すと「楔状の骨」となります。ところが、足にも楔状の骨があり、形が違うのでラテン語ではスペルが違います。けれども、日本語に訳すとどちらも楔状の骨になるため、楔状骨と訳さざるを得ませんでした。これでは、頭と足のどちらの骨なのかわからずに誤解が生じてしまいます。

そこで、頭のほうの骨は蝶が羽を広げたように見えることから「蝶形骨」と呼び、足のほうの骨を「楔状骨」と呼んで区別するようになったのです。

筋肉の数はいくつなのか

骨の数は成人で二〇六個といいますが、筋肉の数はいくつなのでしょう?

四〇〇個という人がいれば、八〇〇個という人もいて、なかなか意見が一致しません。筋肉にも一つひとつ名前が付いているのですから、誰が数えても同じはずです。ところが、厄介なことに数え方によって筋肉の数は違ってくるのです。

一番厄介なところが、背骨のところにある筋肉です。一つの椎骨から次の椎骨へ向かっている筋肉には、一つひとつ名前を付け替えていないのです。

背骨の横突起から出てきて、上の棘突起に斜めにいく筋肉は、一つ上へ、二つ上へ、三つ上へとあるのですが、この筋肉は境目がなくつながっています。ですか

◆回旋筋、多裂筋、半棘筋

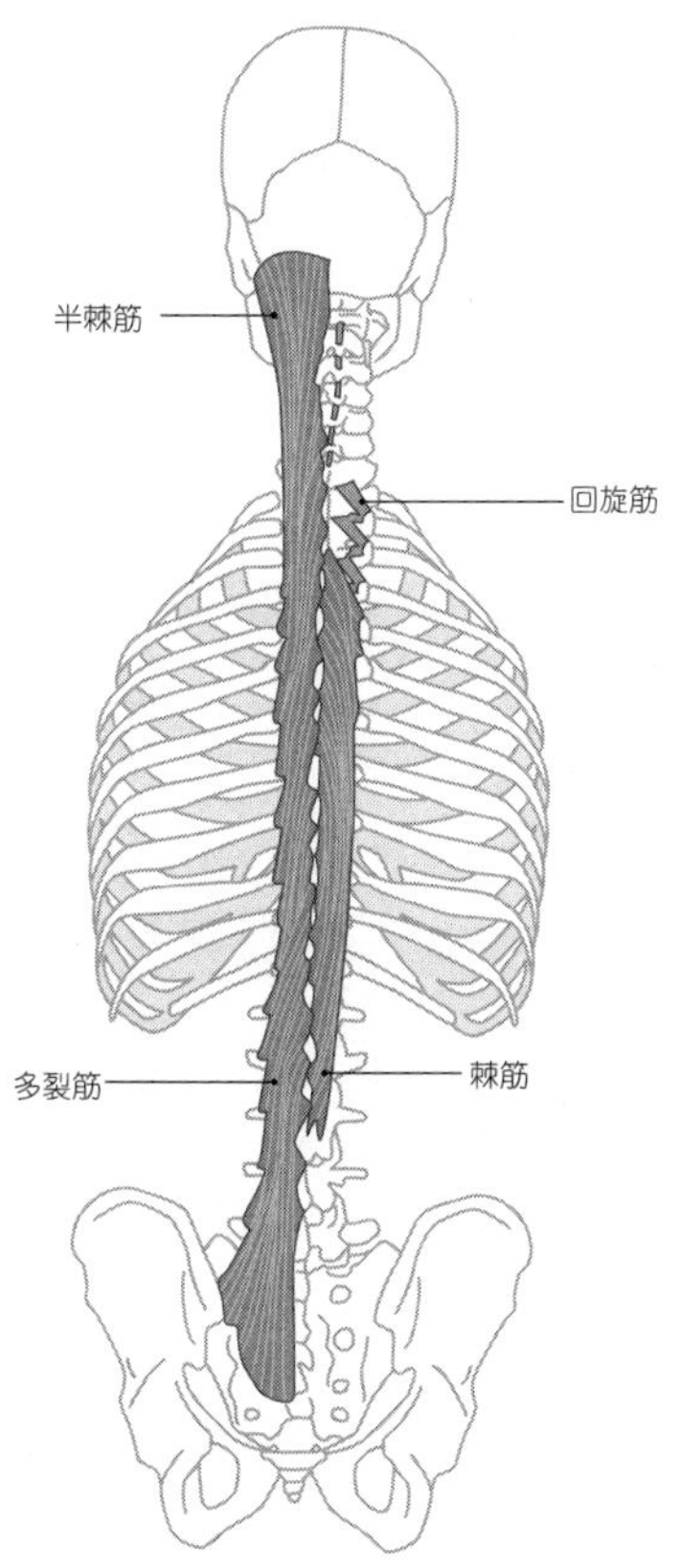

ら、それを別の筋肉としたほうが良いのか、全部まとめて一つの筋肉としたほうが良いのか判断がつかないのです。

仕方なく十把一絡げに呼ぶのですが、その中で一つ上から二つ上までの比較的短い筋肉を回旋筋、二つ上から四つ上までを多裂筋、四つ上から六つ上までを半棘筋と、事務的に数で分けるようにしています。

また、手の中の筋肉も、骨間筋や虫様筋という筋肉があり、どの場所の骨間筋、どこの場所の虫様筋といって区別すればわかりますが、一つの名前で呼べば数も少なくなります。

したがって、骨と違って筋肉の数を正確にいうのは難しいのです。

解剖学用語の誕生

筋肉にどうやって名前を付けるかは、昔から大きな問題でした。数もたくさんありますから、名前の付け方ではずいぶん迷ってきた歴史があります。

現在残っている世界最古の解剖学書は、二世紀のガレノスによるものですが、ガレノスは原則として筋肉に名前を付けていません。咬筋は嚙む筋肉という名前ですが、こういう一部の筋肉を除いて、特に手足の筋肉では「肘を動かす筋肉の何番目」というように、番号で呼んでいました。

しかも、そのときには絵がなく、ただ文章で描写しているだけなのです。記述をよく読めば解剖学を学んでいる者には、一番目はこの筋肉、二番目はこの筋肉とわかります。ただ、よほど解剖の知識を持っていないと、なかなか理解できないので大変です。

そこで、十六世紀にヴェサリウスが、ガレノスの解剖学書を基に素晴らしい絵を付けた『ファブリカ』を書いたのです。それには、筋肉も絵で示してあり、「この筋肉は手首を動かす何番目の筋肉」と絵でわかるようになりました。それが大きく改善された点ですが、ヴェサリウスもまた番号で示し、特に名前は付けませんでした。

それでも、解剖の絵という共通のプラットホームができたことで、それを基にしてどの筋肉か、手首を動かすのは何番目の筋肉かと、共通の理解が得られるようになりました。

ところが、ちょっと絵が違うと、それが通じなくなるのです。そういう問題が発生したため、やはり筋肉に名前を付けたほうが良いと思う人が現れました。

最初は、十六世紀にフランスのシルヴィウスが、ニックネームをちょっと付けただけでした。それが、十七世紀に入って、スイスのボアンが『解剖劇場』という本を書き、現在の教科書風に「手首を曲げる上のほうの筋肉」「手首を曲げる下のほうの筋肉」「手首を伸ばす上の筋肉」「手首を伸ばす下の筋肉」と、手首を動かすときだけで四つの名前が付けられました。

また、筋肉を見たときの形で、三角形の筋肉を三角筋、頭が二つあるから二頭筋というように、名前を工夫したりしていました。

これで一件落着かと思われましたが、それ以降にいろいろな人が解剖の研究をして教科書を書くようになり、それぞれが好き勝手に名前を付けだしたものですから大混乱となりました。

先に手首を動かす筋肉を例に出しましたが、上の筋肉というときに、ビールジョッキを持つような形で上の場合や、手の平を上にした場合、手の平を下にした場合など、さまざまな状態で約束事がずれてきたのです。

それを、最終的に共通する名前の付け方にしようと決めたのが、一八九五年にバーゼルの解剖学学会でつくられた解剖学用語です。ドイツの解剖学者たちが中心になってつくられた、最初の解剖学用語です。

これによって、いろいろな言葉の使い方が、ラテン語の用語で統一され、一つの名前をいえば、どの筋肉、あるいはどの構造なのか共通の理解が得られるようになったのです。

そういう背景を知っていると、解剖学用語がいかにありがたいかがよくわかります。

脇の下はどこにある!?

面の皮が厚いと……!?

解剖実習の進め方は大学によって多少異なりますが、順天堂大学では最初にご遺体へメスを入れる部位は頸です。頸の真ん中をメスで縦に切り、両側や上下の皮膚をピンセットでつまみながらメスで皮膚を剝がすところから始まります。

頸の皮膚は胸やお腹よりも皮下脂肪が少なくて薄いため、力を入れると下の組織まで切ってしまいます。慎重にメスを入れて皮膚を剝がしていくと、すぐ下に筋肉が見えてきます。薄っぺらいので筋肉には見えませんが、この筋肉は「広頸(こうけい)筋」といって顔の皮膚の下にある「表情筋」とは兄弟のような筋肉です。口を力いっぱい横に開くと、頸のところに縦に筋が浮き出てくるので、皆さんも触れて確認することができます。

この広頸筋や表情筋は、普通の筋肉とはちょっと違っています。通常、皆さんが

◆表情筋

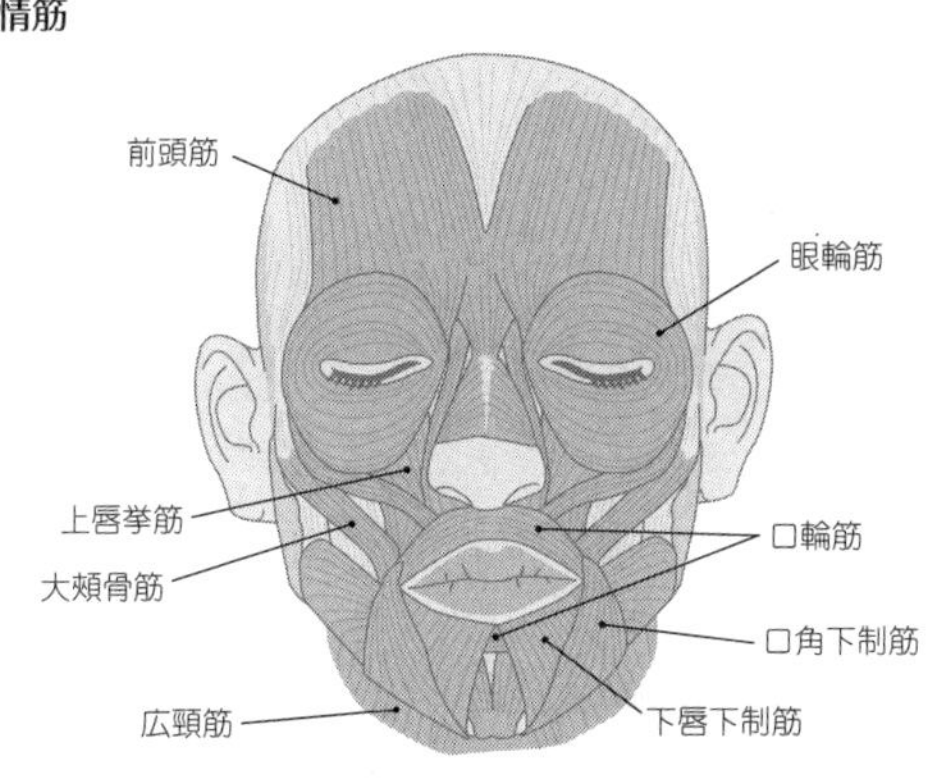

筋肉と呼んでいるのは「骨格筋」のことで、文字通り筋肉の両端が骨格に付着して筋肉の収縮によって骨格を動かし、体の動きをつくっています。

ところが広頸筋や表情筋は、「皮筋（ひきん）」といって端が皮膚の中で終わっているので骨格は動かしていないのです。

では、どんな働きをしているかというと、皮膚を動かしています。特に表情筋は、皮膚を動かすことによって笑ったり、怒ったりと多彩な表情をつくっています。ですから、もし顔面の皮がとても厚かったりすると表情筋を動かすことができなくなり、役に立たない筋肉になってしまいます。

このように皮膚を動かしている筋肉には広

頸筋と表情筋のほかにもう一つ、手の小指側にあります。これを「短掌筋」といいます。手の平を力いっぱい広げたときに小指側にシワが寄るかと思いますが、このシワをつくっている筋肉が小指の付け根にあります。

人間の体には、骨格を動かすのではなく皮膚を動かす筋肉が、顔と頭と手と三カ所あるというわけです。

解剖学的に見ると頸は……

さて、薄い広頸筋を丁寧に取り除いていくと、大きな筋肉が見えてきます。これは「胸鎖乳突筋」といって、学生が最初に出合う大きな筋肉です。おかしな名前をしていることもあって印象に残り、学生たちはずっと覚えているものです。意味はいたってシンプルで、「胸鎖」つまり胸骨と鎖骨から始まり、「乳突」つまり側頭骨の乳様突起までつながっている筋肉です。

上腕二頭筋や大腿二頭筋のように頭が二つある「二頭筋」とまではいえませんが、始まりが二つに分かれており、胸骨頭、鎖骨頭と区別をしています。

胸鎖乳突筋は、頸を傾けたり、回したりと、頸を動かすときに働きます。頭を斜

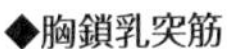

◆胸鎖乳突筋

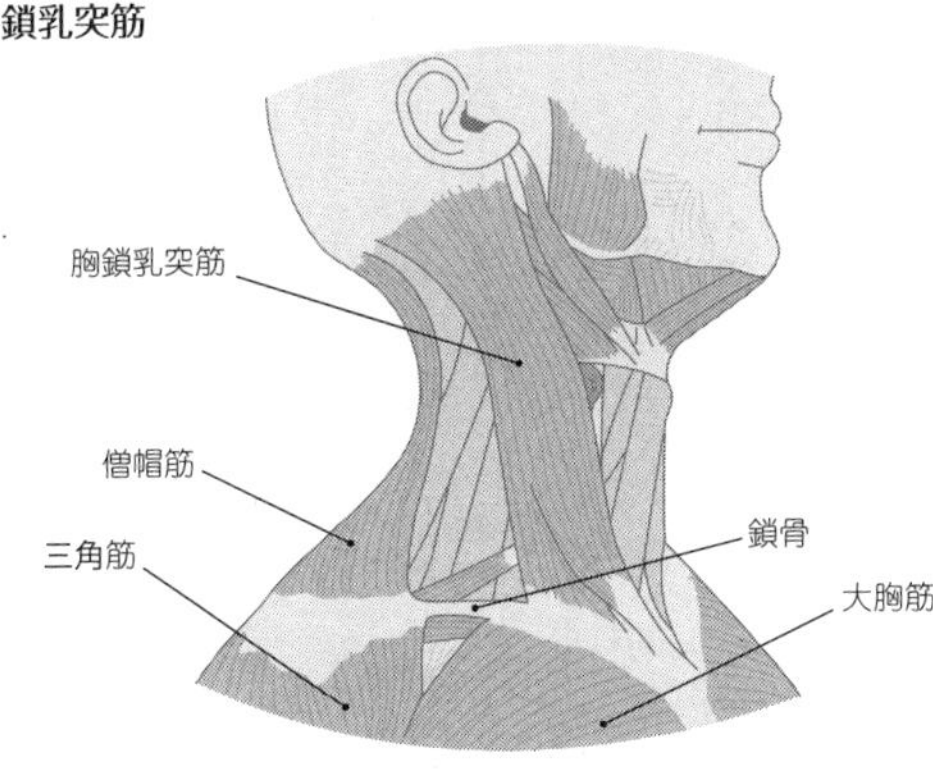

めに傾ける働きをしていることから、ドイツ語では「コップ・ニッカー」(うなずきをさせる筋肉)という愛称でも呼ばれています。

この胸鎖乳突筋がときどき固まって、硬くなることがあります。赤ちゃんに見られるのですが、これは分娩の際に頸が引き伸ばされて胸鎖乳突筋が切れてしまって、損傷部分が線維化して固まり、頸が動かなくなるからです。これを「斜頸」といいます。

頸は、頭を支えている根元ではありますが、大事なのは胴体と頭をつなぐ通路になっているということです。胸鎖乳突筋の下の端を切って上に引き上げると、頸の本体とでもいうべき構造が見えてきます。

まず、頭に血液を送る「総頸動脈」と「内

頸静脈」という太い血管が見えます。皆さんも頸の横に指を当ててみてください。拍動を感じるところが総頸動脈です。この動脈を強く圧迫すると、脳への血流が悪くなり、気を失ってしまいます。

通常、動脈は外からの衝撃で傷つかないように体の深いところを走っていることが多いので、外から触れることはほとんどできませんが、この総頸動脈は触れることができます。このほかにも手首や太ももなど、触れることができる動脈がいくつかあり、これらは関節に近い窪（くぼ）んだところにあります。窪みにあるのは、外からの衝撃を受ける危険性が低いからと考えられています。

総頸動脈の「総」という字が思わせぶりで、これには「共通のもの」という意味があります。「総」という名前が付いているものは、たちまち何かに分かれてしまいます。総頸動脈の場合も、外頸動脈と内頸動脈に分かれます。外頸動脈は頭の外、つまり顔に行っています。そして内頸動脈は頭の中、つまり脳に行っています。

血管のほかにも、顔から入って胸に行く通路として、空気を送る気管や食物を送る食道、そして脳から胴体に走っている神経があります。

もう一つ、通路の役割として腕に行く血管と神経も頸にはあるのです。解剖のスタートは、いきなり皮膚の薄い頸からよりも、適度に皮下脂肪のある腕からのほうが学生にはやりやすいのですが、腕から始めると頸から腕に行く血管や神経の根元が見えなくなるのです。この根元を観察するには頸から解剖を行う必要があるために、頸から腕に行く血管や神経をたどるという戦略をとっているわけです。

脇の下がわからない

皆さんは脇の下に意識を向けたことはないと思いますが、実は大事なところなのです。正式には「腋窩（えきか）」といって、ここも頸の付け根から腕に行く動脈と静脈、神経の通路になっています。

腋窩は、前面の筋肉である「大胸筋」と、後面の筋肉である「広背筋」に挟まれてできた窪みです。こういう窪みは、解剖するのが意外と厄介なのです。なぜなら、隙間や窪みは筋肉が付いているからこそできる空間で、そこを見るために解剖して筋肉を取り除いていくと、窪みはなくなり、そこに窪みがあったという認識がなくなるからです。

◆腋窩

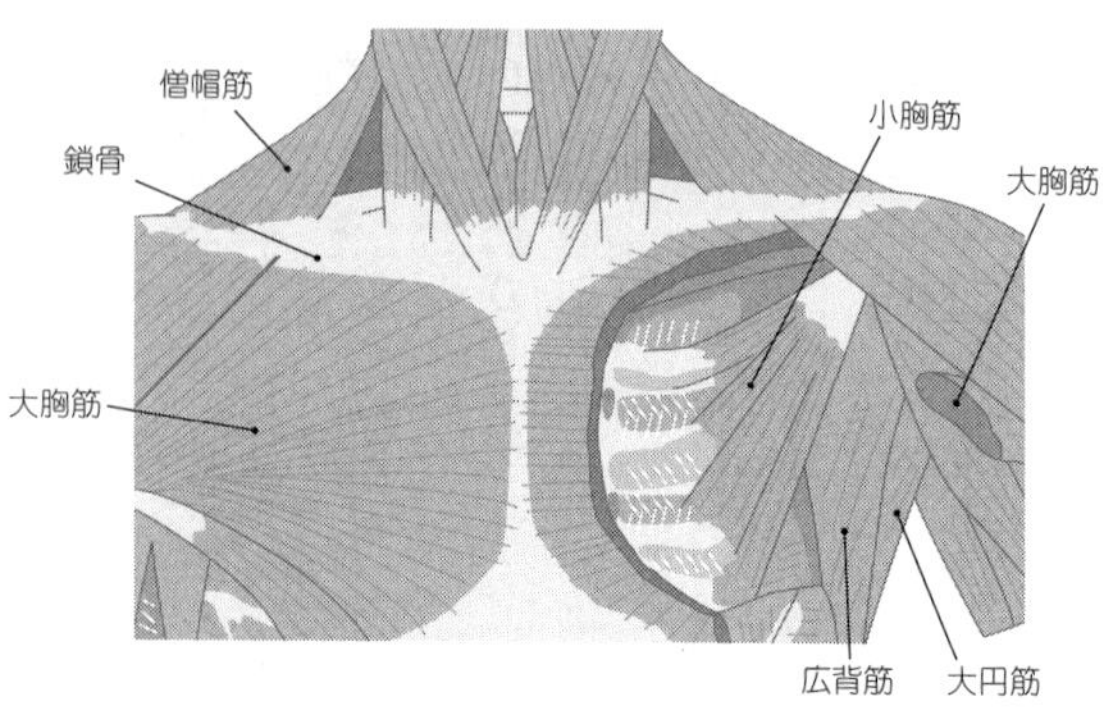

腋窩の解剖は、まず胸部の皮膚を剝がし、見えてきた大胸筋という大きな筋肉をハサミで切り取ります。メスで切ると下の組織まで切ってしまう恐れがあるからです。大胸筋の胸のほうの端をハサミで切って翻（ひるがえ）します。

すると、腋窩がよく見えるようになり、大胸筋の下に隠れていた「小胸筋」が見えてきます。この小胸筋もハサミで切り、鎖骨も鋸で切ると、腕に向かう大きな動脈（腋窩動脈）と静脈（腋窩静脈）、それに神経の束が絡み合っているのが見えてきます。腋窩動脈と腋窩静脈は腕に入ると、たちまち上腕動脈と上腕静脈という名前に変わります。

また、腋窩にはたくさんのリンパ節が集まっているのも見えてきます。腋窩が注目されるのは乳がんのときで、それはリンパ節があるからです。

乳腺から出てきたリンパ管の半分以上が外側に向かって腋窩に入り、そこからリンパ液が進んでいくため、がんになると腋窩のリンパ節は転移しやすいのです。ここにどれだけのがん細胞があるかを確認することが、非常に大事な処置となります。

このように、腋窩は大事な場所ですが、壁を取り除いてしまうと境界がわからなくなり、結局、腋窩は何かというイメージは解剖していてもつかみにくいのです。

「ビールジョッキ筋」を知っていますか

筋肉の「頭」と「尾」

肘は、曲げたり伸ばしたりすることが主な仕事です。ところが、肘の曲げ方にもいろいろな種類があって、それぞれで使う筋肉が異なります。一番わかりやすい運動は、力こぶをつくる動きで、このときは上腕の前面にある「上腕二頭筋」という大きな筋肉を使っています。

上腕二頭筋は、上のほうで長頭と短頭に分かれており、頭が二つあるので二頭筋といいます。では、頭が三つあると三頭筋なのかというと、その通りで、上腕の後面には上腕三頭筋があります。

「頭」とはおかしないい方ですが、筋肉には両端があって、身体の中心に近いほうで始まり、遠いほうで終わります。その始まりに近いほうの筋肉が「頭」、終わりに近いほうが「尾」、そして真ん中を「腹」といいます。

力こぶをつくるときは、肘を曲げるだけではなく、同時に手首を回して手の平を手前に向ける「回外」という動きも行っています。ですから上腕二頭筋は、肘を曲げる働きと前腕の回外の働きもしています。

肘を曲げる力が必要なときは、いつも手の平が手前に向いているとは限りません。例えば、重いビールジョッキを持つときは、握りこぶしをつくって親指を上に向けています。このとき、上腕二頭筋ではなく前腕の上のほうの筋肉が固くなっています。これは「腕橈骨筋」という筋肉です。

分類上は前腕の筋肉に含まれますが、上腕骨から始まって肘関節をまたぎ、橈骨の下のほうで終わっています。ですから肘を曲げるのに加えて、回外・回内の働きをするはずなのですが、腕橈骨筋が最も力を発揮するのは回外でも回内でもない、その中間的ポジションにあるときなのです。

それが、ビールジョッキを持つときの動きです。ですから「ビールジョッキ筋」と命名し、学生には覚えやすくしています。

肘枕は神経を圧迫する

腕の解剖は、一つひとつの筋肉を確認してから血管や神経が、脇の下を通ってどのように走っているのか、その道筋をたどっていきます。

上肢の場合は、肩から肘、手首と、関節の曲がる側が前面を向いているので、血管や神経も曲がる側を通っています。ところが、途中までは素直にきているのですが、わざわざ後ろ側から回ってくる血管・神経があるのです。それが「橈骨神経」と「尺骨神経」です。

上腕骨の裏側には、橈骨神経溝といわれる神経が通る溝があり、橈骨神経はこの溝に沿って通っています。そのため、肘枕をしてそのまま居眠りをしていると、頭の重みで神経が圧迫され、起きたときには手が麻痺してしまいます。

また、上腕骨の下の端の裏側にも尺骨神経溝があり、ここを尺骨神経が通っています。肘の外側をグリグリすると痺れを感じるところです。そのため、うつ伏せになって肘を立てた状態で本などを読んでいると、前腕が痺れてきます。

この二つの神経がダメージを受けやすく、神経の通路でも骨の近くを通るところは弱点になっています。

◆指の骨格

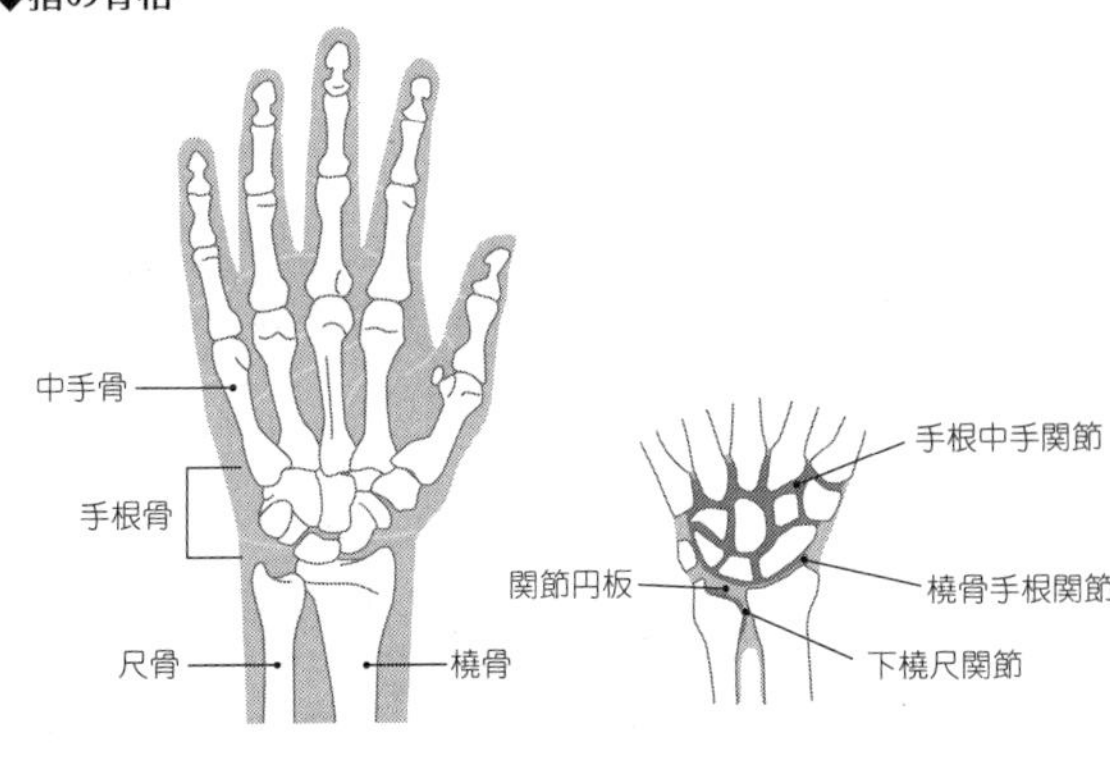

骨格の指よりも短い指!?

骨格の絵を見ると、実際の自分の手指よりも長くてスマートに見えませんか？

これには理由があります。骨格の絵をよく見ると、手の甲と思われる小さい骨が集まっている部分の先に、長い指の骨が四個つながっていて、実際の手指よりも関節が一つ多いことに気づきます。小さい骨の集まりのすぐ上にある細長い骨を「中手骨」といいます。骨格では指の骨に見えますが、本当は手の甲の骨なのです。

また、指の付け根の関節の位置が、自分の手指の付け根の位置とは一致していません。骨格では関節が、自分の指より一～二センチメートル手前にあるのです。つまり、皮膚の上から見た指の付け根というのは、実際の関節とはずれているということです。このようなことから、皆さんの手は骨格の手よりも指がかなり短く見えてしまいます。

親指を除いた四本の指は、指の付け根と指の中間と指先の三カ所に関節があります。この三つの関節は、曲げたり伸ばしたりする働きをしていますが、指の付け根の関節だけは指のマタを開いたり閉じたりする働きも行っています。

では、手指を動かす筋肉がどこにあるかというと、実は二カ所に分かれているのです。手は握らずに指だけで力いっぱい曲げてみてください。そして、片方の手で触ってみると、指のどこにも力こぶはできませんね。今度は、指をしっかり曲げて握りこぶしをつくってみてください。すると、前腕の筋肉が固くなっているはずです。

指を動かす筋肉は、一つは手の平にあり、もう一つは手首と肘との間の前腕にあるからです。指全体の曲げ伸ばしは、主に付け根の関節を動かしており、このときは手の平の筋肉が働いているので力こぶはできません。これに対して指を固く握ってこぶしをつくるときは、指の中の関節が動いていて、指から離れている前腕の筋肉が、指の骨まで腱を長く伸ばしてつながって動かしています。

前腕の前面には四本の指を曲げる筋肉が、浅指屈筋と深指屈筋という二層に分かれて走っています。浅指屈筋の腱が指の中で二股に分かれ、その隙間を深指屈筋の腱が通り抜けて先まで行くという立体交差をしています。これが実に見事で美しく、解剖実習では必ず学生に観察させますが、皆、感動しています。

手の中にある筋肉と前腕の筋肉は、指の曲げ伸ばしをする仕事は共通していますが、手の中の筋肉には指のマタを開いたり閉じたりする働きもあります。

中手骨と中手骨の間には、「骨間筋」という筋肉がはまっており、この筋肉は掌側骨間筋と背側骨間筋の二層に分かれています。指のマタを開くときには背側骨間筋が、閉じるときには掌側骨格筋が働いています。

親指の付け根のタバコ入れ

手の解剖は、指の皮膚を一本一本剝がしていきますから結構大変で、特に手の平は皮膚が厚いので学生も難儀しています。

親指は特によく動かす指ですから、筋肉も特別です。手の平の親指の付け根あた

◆解剖学的嗅ぎタバコ入れ

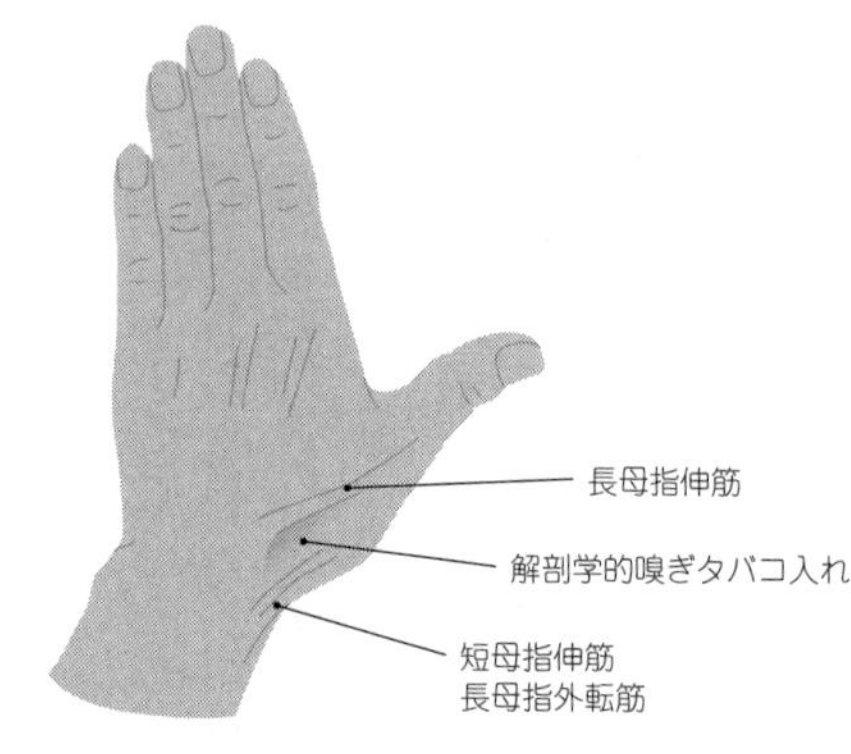

りは、少しふっくらしていますね。ここを母指球といって、親指を動かす筋肉が四つ集まっています。

前腕の前面には親指を曲げる筋肉が一つ、後面には親指を伸ばす筋肉が三つあります。この三つの筋肉の腱は、手首のところで皮膚の上からでも確認することができます。

親指をグッと開いてみてください。そうすると、手の甲の親指の付け根のところに二本の腱が浮き上がって、その間に窪みができたのではないでしょうか。この窪みを「解剖学的嗅ぎタバコ入れ」といいます。

おかしな名前ですが、タバチエールとも呼ばれ、フランス語で「嗅ぎタバコ入れ」という意味です。昔の人は嗅ぎタバコを使っていたそうで、嗅ぐときに使う道具の形がこの窪みに似ていたことから名づけられたようです。

親指を動かすためだけに使われる筋肉は、母指球の筋肉四つのほかに、前腕にも四つあり、合わせて八つの筋肉が備わっているという実に贅沢なつくりになっています。

親指だけを特別扱いしているからこそ、人間は器用な手を獲得できたのです。

腱は水の入った袋に包まれている

手は、物をつかんだり、複雑な動きができるように二七個の小さい骨で構成されています。これらの骨がバラバラにならないように、関節をつないでいるのが靭帯(じんたい)です。そして、それぞれの指の筋肉の端には腱が張り付いており、これらが手首のところで腱鞘(けんしょう)によって束ねられています。

指の腱をたどっていくと、前腕から細長い腱が三〇センチメートルくらいの長い距離でつながっていることが確認できます。これだけ長いと途中で周りとこすれたりして、傷つく恐れがあります。そうならないように、腱の周りを壁の薄い水枕のような袋で包んで守っています。これによって、袋の中で腱が動いても水枕がクッションになって傷つくことはありません。

この水枕を滑液鞘（かつえきしょう）といい、さらに周りを丈夫な結合組織で補強しています。この滑液鞘とその周りの丈夫な結合組織全体を、腱鞘といいます。

解剖をしていて、外がわの線維鞘は見えますが、残念ながら内がわの滑液鞘を見ることはできません。すぐに腱が見えてきて、鞘をいつ破ってしまったのかもわからないくらいです。ただ、腱を観察すると、表面がヌメヌメして妙に軟らかいのです。それで、腱は何かの袋に包まれていたのだとわかります。滑液鞘はそれくらい繊細な組織なのです。

そのため、手にケガをしたり、指で叩くような仕事を長く続けていると、この腱を包む滑液鞘が炎症を起こし、痛くて指を動かせなくなります。これが「腱鞘炎」です。内がわの水枕である滑液鞘は壁が薄いので放っておいても治ることが多いです。外がわは丈夫な線維鞘なので、ケガでもしないと傷つくことはありません。

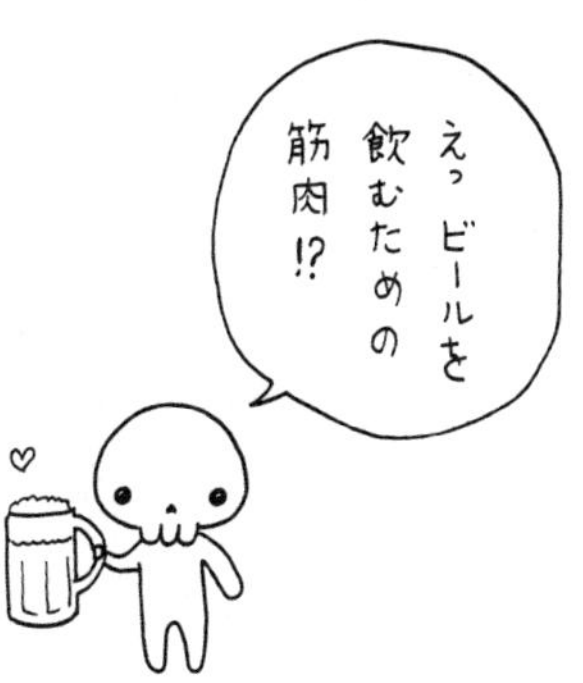
えっ ビールを
飲むための
筋肉⁉

腹筋が割れるのはなぜ？

筋肉の途中に挟まっている腱

お腹の皮膚を剝がすと、横のほうには筋肉が見えていますが、真ん中は白い膜のようなもので覆われていて筋肉は見えません。これは腹直筋鞘という袋状になった丈夫な結合組織で、中に「腹直筋」が包まれています。腹直筋鞘をハサミで縦に切り開くと、縦に長く走る腹直筋が見えてきます。

腹直筋には、途中に白い横縞のような腱が三〜四本挟まっています。この組織を「腱画（けんかく）」といって、よく皆さんが「腹筋が割れる」という部分にあたります。腱画によって腹直筋が区切られるようになっているために、鍛えると体表からは割れて見えるわけです。

このように筋肉の途中に腱が挟まっている場所は、他にも三カ所あります。一つは「顎二腹筋（がくにふくきん）」という顎にある筋肉です。この筋肉は前腹と後腹に分かれ、途中で

◆腹直筋

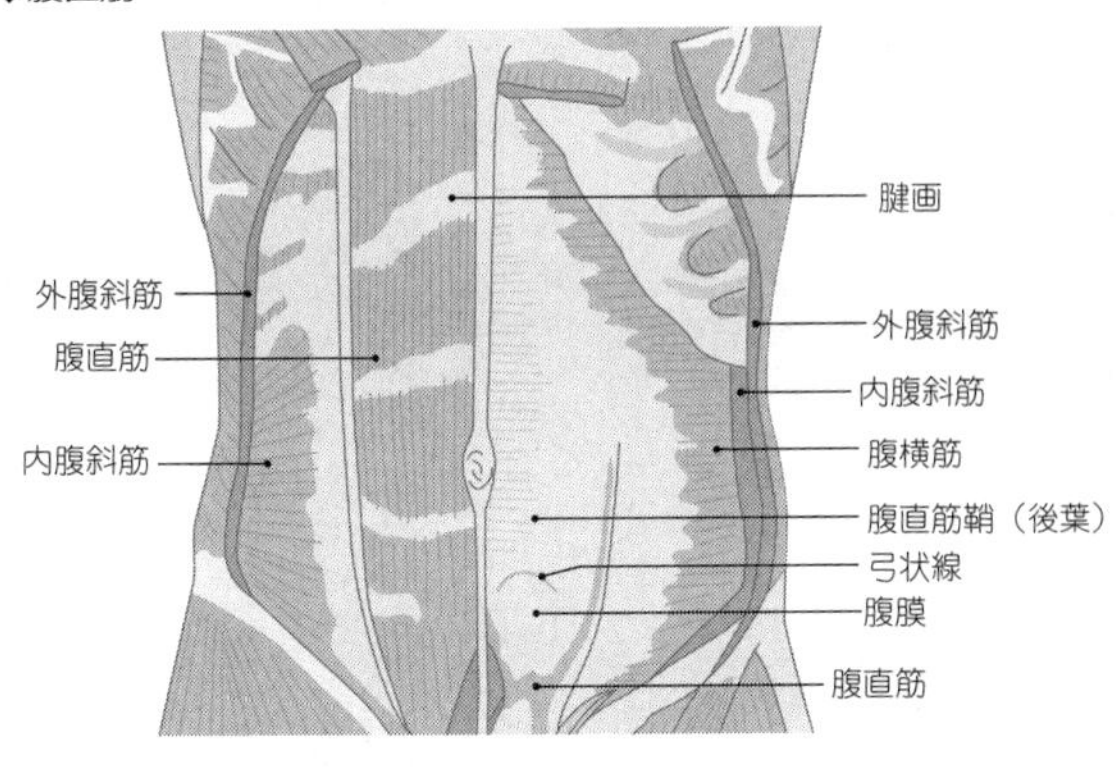

舌骨に引っかかって走行が切り替わるという特殊な構造をしています。もともと二つあった筋肉がくっ付いたといわれており、舌骨部分で中間腱が固定され、カーブするように筋肉が走っています。

二つ目は、「肩甲舌骨筋」という肩甲骨から舌骨まで走っている筋肉にある中間腱です。そして三つ目は、「半腱様筋」という坐骨結節から腓骨まで走っている筋肉にある中間腱です。

中でも大きな腹直筋は印象的ですが、なぜ中間に腱が挟まっているのかはわかっていません。ただ、筋肉の線維が長いと、それだけ壊れるリスクも高まり外力に弱くなります。ですから間に腱を入れることで、動きが妨げられることはありますが、丈夫になって安全性は高いと考えられます。

腹膜は切るのが難しい

お腹は「外腹斜筋」「内腹斜筋」「腹横筋」と三層の筋肉からなっています。外腹斜筋は後ろ上から前下に向かって斜めに走り、内腹斜筋はそれと直角に交わるように斜めに走り、腹横筋はほぼ横方向に走っています。腹部を観察するために、これらの筋肉を一層ずつ切っていきます。

腹直筋をハサミで切って上下に翻した後、外腹斜筋、内腹斜筋と切り開いていきます。すると、腹直筋の裏側の構造が見えてきます。そこには腹横筋の膜状の腱が伸びていて、それが腹直筋の後ろの壁、つまり腹直筋鞘をつくっているのです。ただし、この壁はお臍(へそ)の下あたりまでで、そこから下は腹横筋の腱が腹直筋の前を通るようになるので、後ろには丈夫な腱がありません。

お臍より下のあたりからは腹膜だけ、それより上は腹直筋鞘という構造で、その境目には弓状の線ができています。

なぜこのような構造になっているのかは謎ですが、印象的なので、すでに十九世紀の教科書から必ず載っています。「弓状線より上では腹横筋の腱が腹直筋の後ろ側に回っていて、それよりも下の腹膜が出ているところでは、腹横筋の腱が前方に通っているので腹直筋の後ろには腹膜しかありません」と、わざわざ強調しているから不思議です。

こうして、腹横筋を観察してから切り開き、腹直筋の上端を切り離して筋肉全体を持ち上げます。そうすると、お腹の内臓を包んでいる薄い膜が見えます。この膜が「腹膜」で、本来は筋肉だけを取り除いて観察したいところですが、いかんせん薄い膜のために筋肉と一緒に腹膜まで取れてしまったり、破れてしまうことが大半です。むしろ腹膜を残して筋肉だけを取り除けるケースのほうが少ないくらいです。

ですから見方によっては、腹膜をきれいに残せる学生は、外科医に向いているかもしれません。

あなたの肺は何色？

浮いている肋骨

お腹の壁だけを取り除き、胸の壁も大胸筋を取り除くと肋骨が見えてきます。肋骨は、背中側では脊柱の椎骨と関節をつくり、前側では胸の真ん中にある胸骨につながって鳥カゴのような骨格をつくっています。これを胸郭といって、左右に一二本ずつある肋骨からなっています。

上から七番目までの肋骨は胸骨につながり、八番目から一〇番目は上の肋骨につながり、一一番目と一二番目、つまり下の二本の肋骨は先がつながっていなくて浮いた状態にあります。なぜこの二本の肋骨だけが浮いた状態にあるのかはわかっていません。これも人体の謎の一つです。

そして、肋骨と肋骨の間をつないでいるのが、「肋間筋（ろっかんきん）」という筋肉です。肋間筋は二層構造をしていて、外がわは後ろ上から前下に向かって斜めに走り、それと

◆胸郭

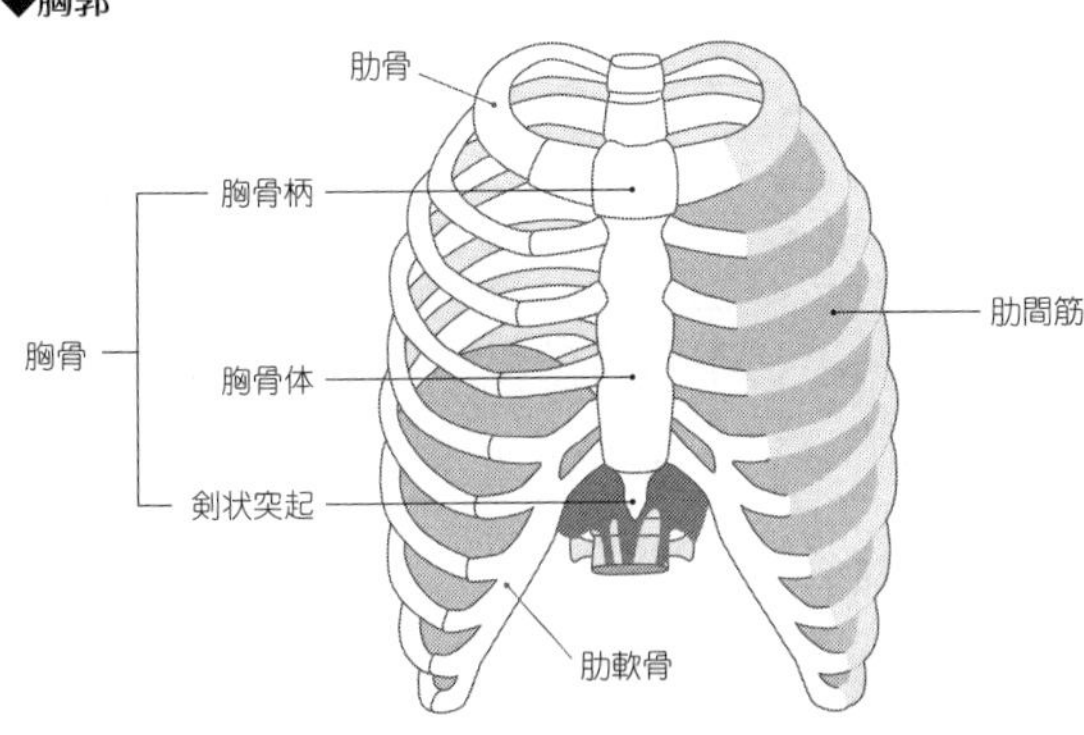

直角に交わるように後ろ下から前上に向かって走っているのが内がわの筋肉です。これによって、外がわの筋肉が縮むと肋骨が上のほうに持ち上げられて胸郭が広がり、内がわの筋肉が縮むと逆に胸郭が少し小さくなります。

肺は自ら膨らむ力はありません。胸郭の内がわに張り付くことで、胸郭の広がったり縮んだりする運動によって、肺の中に空気が吸い込まれたり、吐き出されたりして呼吸をしています。

胸とお腹の境目には「横隔膜」という筋肉があり、これと肋間筋が呼吸を行うときに関わっています。

胸郭の中を観察するには、肋骨を取らなけ

ればなりません。しかし、筋肉を切っていたハサミでは切れませんから、ここでは肋骨専用のハサミを使います。このハサミは普通のものよりも大きめで刃先が曲がっており、下の刃を肋骨に引っかけるように下に入れると簡単に切ることができます。このハサミで一本ずつ左右の肋骨を真横から切っていきます。

肋骨を切るときは、肋間筋にハサミを入れて穴をあけては切り、穴をあけては切り、と繰り返していくわけですが、下の二本は浮いているので切る必要はありませんから一〇本ずつ切れば良いわけです。全部の肋骨が切れたら、動脈や静脈、外腹斜筋や腹直筋も肋骨にくっ付いていますので、これらの組織を取りながら、上から手を入れてグイッと持ち上げて胸郭を取り外します。

ところが、ご遺体の状態によっては、肺に炎症が起こっているために肋骨に張り付いていたりして、剝がれないことも多いのです。そういうときは、力を入れてバリバリッと剝がします。胸郭を持ち上げて、最後に邪魔になるのが横隔膜です。横隔膜も肋骨にくっ付いていますので、肋骨と横隔膜との付着部分をハサミで切り取ります。

肺の表面はツルツル

胸郭を取り除くと、肺を包んでいる薄い膜が見えます。これを「胸膜」といって、腹膜と同じような膜で、昔は肋膜（ろくまく）といっていました。この胸膜も本当は残したいところですが、腹膜のときと同様に破いてしまうことが多く、いきなり肺が見えてくることがほとんどです。

胸膜も薄っぺらい膜なので、見たときに膜だとはわかりません。なぜ膜であることがわかるかというと、完全に透けていて下にある肺が見えるうえに表面がツルツルしているので、膜が一層あるのだとわかるのです。

身体にはツルツルした膜が三種類あります。一番大きな膜が腹膜で、次いで肺を包んでいる左右一つずつの胸膜、あとは心臓を包んでいる心膜の四カ所です。

これらの膜は厳密には同じではありませんが、ツルツルしていて薄く、水分を出しているという性質は同じです。水分を出すことで膜が滑りやすくなり、包んでいる臓器が動いても周囲の臓器と摩擦で傷つくことがなく、ずれやすくもなります。

肺の病気で亡くなる人は多いですが、そういう人のご遺体は胸郭に胸膜が張り付いてしまって剝がれないのです。ときには、肺の周りに液が出て溜まっており、そ

◆肺葉

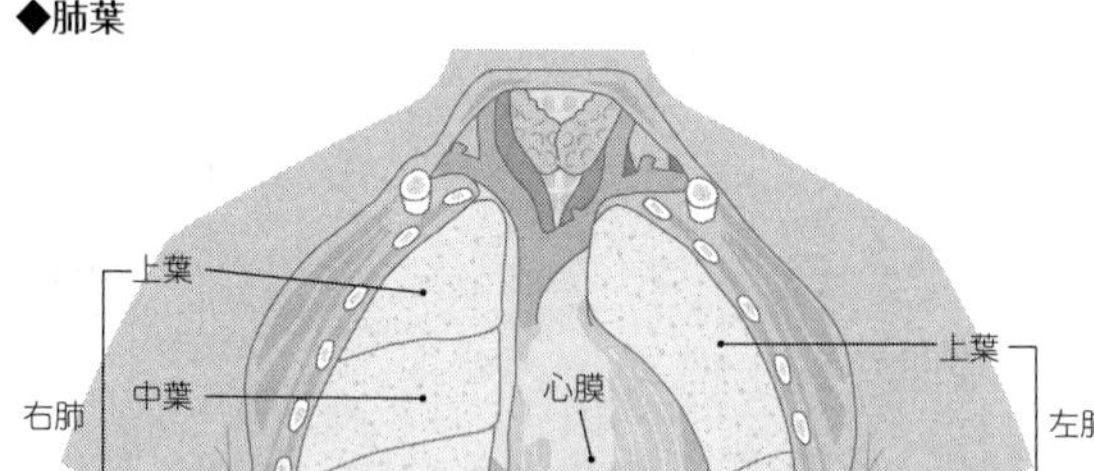

の液が血液から出てきたものであるとアルブミンなどの血漿(けっしょう)タンパク質が含まれています。また、出血していたり、膿が出ていることもあります。

肺は、右肺が三つ、左肺が二つに分かれており、これを「肺葉」といいますが、実際に観察してもイラストに描かれている通りに分かれて見えます。それは、胸膜が肺葉の隙間に入り込んで境目を明確にしているからです。

肺が分かれることによって、どんなメリットがあるかというと、肺の動きが良くなるのです。三つに分かれると、三つの間でそれぞれが動きますから、動きの制約が少なくなります。肺が膨らんだときに、そのままの相似形で大きくなるわけではありません。横隔膜が下がるわけですから、全体としては縦に伸びて縦長になります。三つに分かれていると、互いの重なりが少しずれ、それぞれの形の変わり方が少なくて済みます。

それが、葉で区切られずに一つの塊だった場合、形が大きく変化してしまって、肺の組織にひずみが生じる恐れがあるのです。それを防いで肺の形を維持しているのですから、実によくできた構造です。

左右の気管支は曲がり方が違う

胸膜を剝がして肺が露わになったとき、学生たちは肺の色に驚きます。解剖の本などで描かれている肺は肌色をしていましたが、実際に目にした肺は黒っぽいからです。これは、長年の間に吸い込んできた空気中のススなどが肺に溜まっているからです。黒っぽいのは誰の肺も同じで、空気のきれいな環境で暮らしていた人も例外ではありません。

肺の表面を観察した後、肺を取り出しますが、まず外がわから手を入れて肺を浮かせます。今度は内がわに手を入れて持ち上げると、左右の肺の真ん中に動脈と静脈、気管支がつながって肺に出入りしている部分があります。このつながっているところだけを残してハサミで切ると、肺が取れます。

肺を取り出すとき、最初に切った肋骨の断面が意外と尖っているために、手にケガをすることが多いので注意しなければなりません。もちろん手袋はしていますが、肺を持ち上げたときの感触は軟らかくて、押してみると凹（へこ）んでしまいます。しかし、肺に病変があると硬くなっていて、中には石灰化していることもあるのです。

肺は、右肺が大きく、心臓が張り出している左肺が小さいことは知られていますが、気管から枝分かれしている気管支も左右では違っています。右の気管支のほうが太くて、左のほうが細くなっています。それは当然で、右の肺は大きくて左の肺は小さいからですが、もう一つ違うところがあります。それは、角度も違うのです。

右の気管支は垂直に近く、左は水平に近くなっています。なぜかというと、左の気管支は心臓に出入りする大血管が心臓を乗り越えて横の肺に行くために、入り口までの距離が遠くなり、水平に近い状態で走るようになるからです。

この右の気管支と左の気管支の角度の違いは、医療においても二つの差が生じます。

一つは、気管支鏡（ファイバースコープ）には右専用と左専用があり、同じものが使えません。左の気管支は水平のために角度が急で、ぐぅっと曲がっていかなければならないからです。

二つ目は、誤嚥（ごえん）です。赤ちゃんがボタンなどを飲み込んだり、高齢者がピーナッツなどを誤嚥して気管支が詰まることがありますが、これも圧倒的に右に入るほうが多いのです。右の気管支のほうが太く、また垂直に近いですから入りやすいのです。したがって、右の肺のほうに事故が起こりやすいといえます。

取り出した肺から出ている気管支の一本に、注射器を使って空気を吹き込んでみると、肺が膨らむことが確認できます。

心臓には骨組みがある

心膜は丈夫な膜でできている

肺を取り除いた胸の真ん中には、心臓が残っています。心臓も「心膜」という膜に包まれていますが、肺やお腹とは違って心臓の場合は二層構造の袋になっています。

心臓そのものを包んでいる心膜（心外膜）は薄くてツルツルしており（一四三ページ参照）、心臓の上にある大血管に根元でくっ付いてぶら下がっています。そこから心外膜は外がわに折り返されて、心臓全体を包むように袋（心嚢）を形成しています。この外がわの袋は丈夫な結合組織でできており、横隔膜の頂点の中心部分にくっ付いて固定されています。

心嚢の隙間には少量の液があり、これによって心臓が滑らかに拍動できるように助けています。

このような構造をしていますので、心臓の場合は心膜から透けて見えることはなく、真っ白に見えるのです。厚さにすると一〜二ミリメートルはありますので、さすがに学生も失敗することなく心膜を残すことができます。

なぜこれほど厚いのかというと、心臓は一分間に何十回も動いており、それが死ぬまで休みなく続くのですから、それに耐えられる強度が必要だからです。

こうして表面を観察した後、心嚢を切り開くと心臓が見えてくるわけですが、多くの場合で心臓には脂肪が溜まっていて黄色く見えるのです。この脂肪を丁寧に取り除いていくと、ようやく心臓の壁の筋肉が見えてきます。

そして、心膜の折り返し部分で心臓を切り離して取り出します。

心臓はひねくれている？

心臓は、右のポンプと左のポンプに分かれていますが、構造上は分けることができません。右と左に分けると心臓が崩壊してしまうのです。

実際には、「心室」という壁の厚い部分と、「心房」という壁の薄い部分に分かれ、心室と心房の中は壁で仕切られて左右に分かれています。わかりやすくいうと、心臓は縦割りにした左右ではなく、横割りにして上下に分かれるということです。心室と心房の境目には冠状動脈が走っているので、外から見てもわかります。

心臓の解剖は、まず心房と心室の間をピンセットでほじって両者を引き離します。心房と心室の間の弁口の周りは固くなっているため、ここは特に注意して切り離します。心房を取り外すと心室の上面が現れ、心房から心室への入り口が二つと、心室からの出口が二つ見えてきます。これら四つの出入り口には弁が付いており、肺動脈弁、大動脈弁、左房室弁、右房室弁といいます。

実は、ここに心臓の骨格が隠れているのです。普通の骨格は骨でできており、そこに筋肉がくっ付いていますが、心臓の骨格は骨でなく二種類の結合組織でできています。

一つ目の要素は、四つの弁の周りを強靭な結合組織が取り巻いていて、これを「線維輪」といいます。これは、弁の形が崩れないように保つ役割をしています。

二つ目の要素は、左右の房室口と大動脈口の隙間を埋めるように結合組織が集まって硬くなっている部分があります。これを「線維三角」といって、左右に二カ所、左線維三角と右線維三角があります。これらの硬い組織を全部合わせたもの

◆心臓を取り巻いている心室を上から見たところ

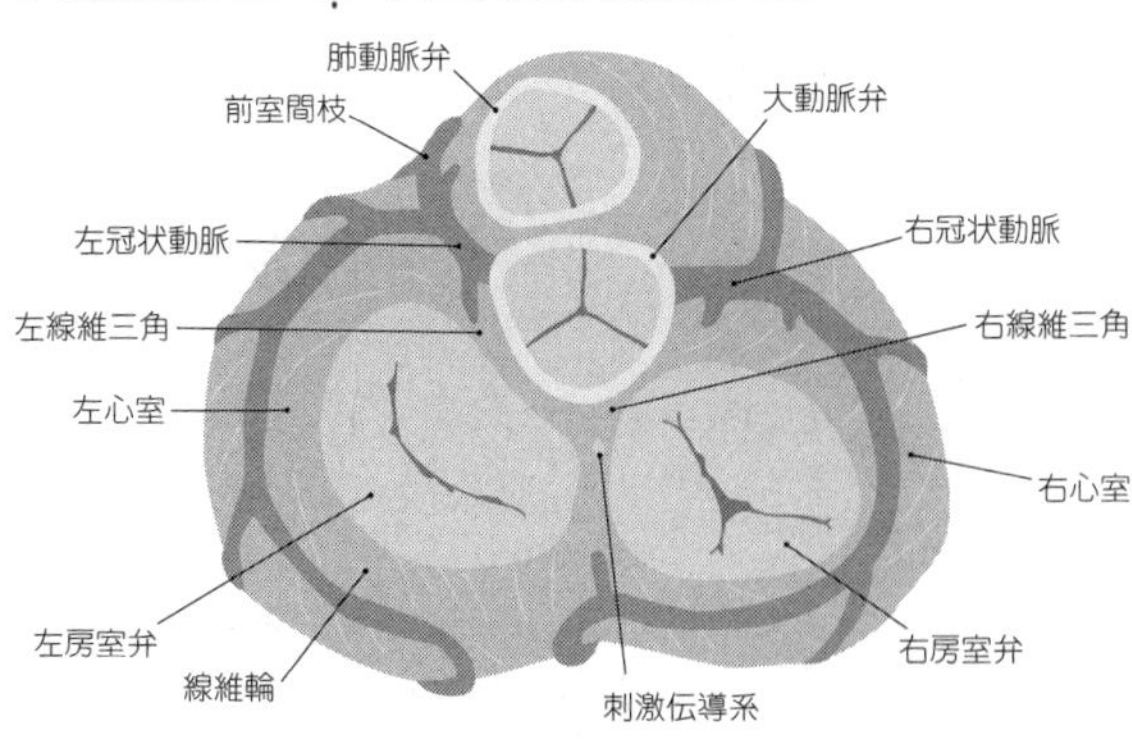

にあたる場所です。

心臓の壁は心筋という筋肉でできていますが、この骨格がどのような関係にあるかというと、心筋の付着部になっているということです。筋肉の筋線維は両端が骨につながっていますが、心室の筋肉も心房の筋肉も、筋線維の両端が線維性骨格につながっています。ですから心室が拍動するときには、線維性骨格に近づいたり遠ざかったりする動きをします。そのため、心室の上面を基底面といいますが、そこから最も遠い心室の先端部分（心尖）の拍動が一番大きくなります。

ただ、心臓は素直ではなくて、ひねくれているのです。心臓の形を見て、左右がわかるでしょうか？

皆さんが解剖図などで見慣れている心臓の絵は、右の心室が大きく、左の心室が小さく描かれていますが、実際には左側が小さいわけではありません。心室の基底面より下は水平ではなく、後ろに傾いているのです。その結果、前から見ると基底面より下の心室が大きく見えるわけです。なおかつ、左にねじれています。そのために右側が大きく、左側が小さく見えるのです。

したがって、一番拍動する左下前の心尖が左側にくることで、私たちは心臓の拍動を左側で感じるので、心臓が左側にあると勘違いしています。

心房と心室の筋肉

心臓の骨格には、もう一つ大事な役目があります。それは、心房と心室を完全に分けることです。心室の筋肉は心室の筋肉で骨格にくっ付き、心房の筋肉は心房の筋肉で骨格にくっ付いている、つまり心臓の上下でまとまり、両者の間に直接のつながりはありません。

この〝完全に切れていること〟が重要なのです。なぜなら、心房と心室が同時に収縮したのでは、心臓がポンプとしての役目を果たせなくなるからです。まず心房が収縮して血液を心室に送り、時間差をおいて心室が収縮する必要があるのです。

しかし、心房と心室を切り離してしまうと、両者の収縮がバラバラになって、かえって心臓の働きがうまくいかなくなるのではないかと疑問が生じます。心房と心室は、どのように連携しているのでしょう?

その鍵を握るのが、「刺激伝導系」といわれる装置です。心臓の骨格をなしている右線維三角の中に、心房の収縮の興奮を、少し遅れて心室に伝えるための細い連絡通路が備わっています。それが刺激伝導系の一部の房室束で、ここを通って心房から心室へと刺激が伝わっていく仕組みです。

刺激伝導系は非常に細い連絡通路ですから、解剖しても肉眼で見ることは難しいので観察することは容易ではありません。

解剖において線維性骨格を理解することが、心臓の構造を理解することになります。

お腹の中にあるエプロン

小腸はいい加減に収まる

お腹の壁が取り除かれた腹部の表面は、脂肪をたくさん含んだ「大網」という薄い膜で覆われています。この大網はエプロンのようなもので、上の部分は胃からぶら下がっていますが、下の部分はどこにもくっ付いていないのでペラペラしています。

大網の役目は、腹部のどこかに炎症が起きても、それが広がらないように包み込んでくれることだと考えられています。

大網をめくり上げると、小腸と大腸が見えてきますが、実際には解剖図のようにきちんとお腹に収まっているわけではないので見分けがつきません。大腸の大部分は結腸で、その特徴は結腸ヒモという縦に走るヒモが見えるため、それを手掛かりにして区別していきます。

◆大網

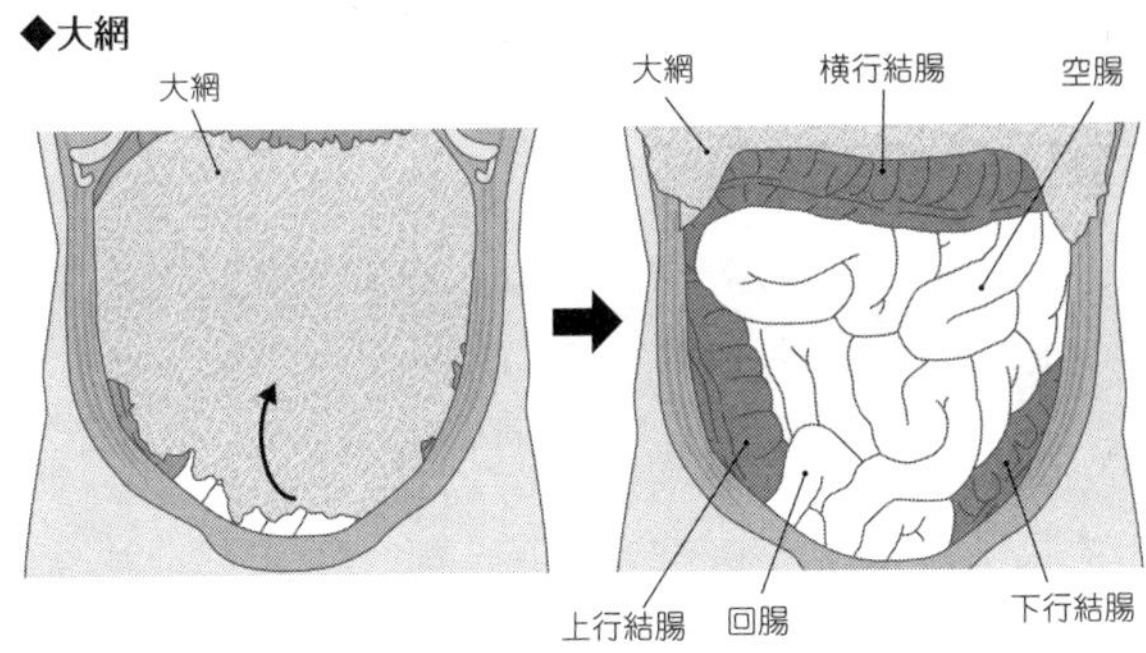

大網を持ち上げると小腸と大腸が見えてくる。

小腸と大腸がわかったところで、小腸をぐっと持ち上げて右側に寄せてしまいます。そうすると、小腸の付け根が見えます。左上から右下のほうに三〇センチメートル弱の付け根がカーテンレールのようになっていて、ここから「腸間膜」という膜がヒダの多いカーテンのようにぶら下がっています。その裾に小腸があります。腸間膜というカーテンにヒダをたっぷりとっているので、その裾にある小腸は六メートルもの長さがあっても〝いい加減〟にお腹に収まり、なおかつ自由に動けるのです。そして、腸間膜のカーテンを通って血管や神経が腸まで行き渡っています。重力でダラリと下がりそうなところを、腸間膜によって腹腔後壁に固定されているのです。

空腸から回腸、大腸の始まりとなる盲腸、上行結腸、横行結腸、下行結腸、最後にS状結腸となって骨盤に入り、直腸につながるという腸の走り方をたどりながら、本当にひとつながりであることを確認します。また、動脈と静脈の様子も観察した後、小腸と大腸を取り出します。

腸を取り出すときは要注意

小腸と大腸の大部分を取り出すときに気をつけないといけないのは、そのまま切って取り出すと、腸の中に残っていたウンチが飛び出してしまうことです。ですから、空腸の始まりの部分と結腸の終わりの部分の二カ所で、それぞれ糸でしっかりと数センチメートル間をおいて二カ所ずつ縛ります。そして、その間を切るようにします。

こうして小腸から大腸まで一本になるように取り出したら、流しに持って行って水で流しながらハサミで腸の壁を切り開いて中を観察します。

そうすると、小腸から大腸までの粘膜の様子がわかります。ルーペを使って見ると、小腸の内壁には輪状（りんじょう）ヒダといって円周状のヒダがあり、絨毛（じゅうもう）が生えていてビロ

◆小腸の内壁

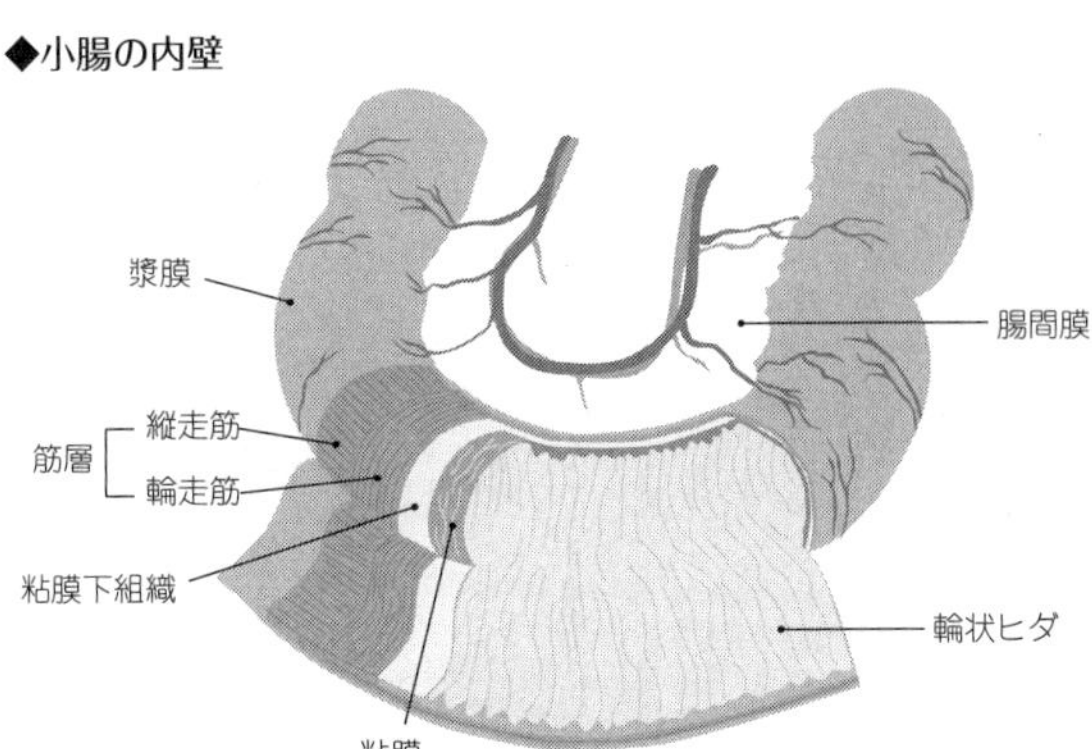

ード状になっているのがわかります。これによって粘膜の表面積を広げて、栄養の消化と吸収を効率的に行える仕組みになっています。

小腸に対して大腸のほうは、輪状ヒダも絨毛もない滑らかな壁で、小腸に比べて壁が薄くなっています。

腸壁は、平滑（へいかつ）筋という筋肉でできており、普通は二層で内輪外縦といって、内がわは輪状に走り、外がわは縦方向に走っています。ところが結腸は、外がわの縦に走る平滑筋が三カ所に集まってしまったのです。この集まった部分が結腸ヒモです。

大腸では、小腸から栄養の吸収を終えて入ってきた内容物から水分を吸収して固め、硬いウンチをつくっていくのですが、結腸ヒモは水分が減った内容物でもキュッキュッと絞るように大きな蠕動運動を起こしやすくしていると推測されています。

また、結腸ヒモの表面には、ブドウの房のような脂肪の袋がくっ付いており、これを「腹膜垂（すい）」といいます。これも小腸と区別する特徴であり、外科手術の際、手探りでも結腸とわかる目印になるといえるかもしれません。

次に取り出すのは胃です。胃の上の部分を、腸と同じように二カ所縛ってハサミで切り、胃の終わりの十二指腸へつながる部分も二カ所縛って切ります。それから胃を取り出しますが、胃も筋肉ですから茶色っぽく見えます。

取り出した胃を水で洗ってから切り開き、胃の粘膜の様子を観察します。粘膜は少し凸凹（でこぼこ）していますが、小腸に比べれば滑らかです。ルーペで見ると、小さな窪みがたくさんあり、ここから酸性の胃液が分泌される胃腺の開口部にあたります。

胃は一時的に食物を溜めておく貯蔵庫のような臓器で、食物を殺菌し、少しずつ十二指腸に送る役目を担っています。

さて、胃腸を取り出したお腹には、あと何が残っているでしょう？

肝臓と十二指腸と膵臓（すいぞう）と脾臓（ひぞう）が残っていますので、次に肝臓を取り出します。

肝臓には主体性がない

肝臓は、どうして角が丸い直角三角形のような形をしているのでしょう？

ご存じの通り、レバーはグニャグニャしていて自己主張がありません。肝臓は主体性がなく、自分の形に責任を持たないのです。

上の横隔膜にはまり込み、横隔膜に沿っているので上が丸みを帯びた形をしており、下には腸などの内臓があって押し上げられているので窪みができて、直角三角形のような形をつくっています。つまり、周りの隙間に形を合わせているわけで、良くいえば柔軟性があるともいえます。

肝臓を取り出すときは、まず下面に入る血管と胆管を切り、横隔膜とくっ付いているところを切り離します。最後に肝臓の後面にはまり込んでいる下大静脈を切ると、肝臓を取り出すことができます。もちろん手で出しますが、ホルマリンで固められている肝臓は硬く、本来のグニャグニャした質感は得ることができません。

前から見た肝臓には、一枚の縦の膜がはまり込んでいます。これは「肝鎌状間膜（かんかまじょうかんまく）」という腹膜のヒダで、胎児のときにはこの縁を臍（さい）静脈が通っています。大人になっても、その痕跡は残っています。肝臓も、葉で区切られていて、右葉と左葉はこの間膜で分かれています。

今度は肝臓を後ろから観察しますが、込み入っていてよく見ないと構造がわかりません。右葉と左葉の間に、尾状（びじょう）葉と方形（ほうけい）葉が挟まれています。つまり、前から見たときには尾状葉と方形葉が右葉の一部のように見えますが、後ろから見ると四つの葉に分かれているのが確認できます。

そして、右葉と尾状葉と方形葉に囲まれたところに、動脈と門脈と胆管が出入りする通路となる肝門があります。ここが、肝臓の本来の中央にあたります。

肝門のところからは肝動脈と門脈という二本の血管が入ってきます。大動脈から分かれてきたのが肝動脈で、胃腸などの消化器から血液を集めて肝臓に運んでいる静脈が門脈です。これらの血管から肝臓に入った血液は、肝静脈となって肝臓の後ろにある下大静脈に注がれます。

これらの血管を観察した後、残っている十二指腸と膵臓と脾臓を一緒に取り出します。これで消化管関係をすべて取り出したことになります。

次は、十二指腸と膵臓の解剖に移りますが、十二指腸は〝C〟の字のような走り方をして、中に膵臓の頭がはまり込み、左のほうに伸びて細くなっていきます。質感は軟らかく、バラバラした材質です。

左端に伸びた膵臓の近くに、赤黒くて肝臓に似た色をしている脾臓があります。しかし、脾臓は丈夫な被膜に包まれているため、材質は肝臓とまったく異なります。

膵臓は、消化酵素を含んだ膵液をつくって十二指腸に出しており、総胆管と合流する膵管が、その導管になっています。これを確認したり、血管の走り方を観察します。

脾臓は地味な臓器で、一般には働きが知られていませんが、リンパ節と同様に免疫に関わる細胞が集まっている場所であり、また古くなった赤血球を壊す働きをしています。昔は不要の臓器と思われ、事故に遭ったりして損傷すると切り取ることもありましたが、現在は取り除くと免疫力が低下して感染症を起こしやすくなることがわかっていますので、残すようになりました。

腎臓は左右の高さが違う

腎臓は脂肪に埋まっている

お腹の内臓のほとんどは消化器ですが、もう一つ泌尿器である腎臓が残っています。お腹の真ん中には、腹大動脈と下大静脈という太い血管が並んで縦に走っており、そこから真横に太い枝が左右に出て、その先にソラマメの形をした腎臓があります。左右の腎臓には、心臓から送り出される血液の二〇パーセント以上が注ぎ込まれています。

一般の人体図鑑では、内臓の位置や形がわかるように背景が描かれていませんので、腎臓が浮いているように見えますね。一体どこで固定されているのでしょう？腎臓は腹膜より奥に隠れているので「後腹膜臓器」といって、腹膜とはつながっていません。その代わり、脊柱の両側で腹腔の奥の壁（後腹壁）の脂肪の中に埋まっているのです。これによって固定され、下がることはありません。

◆腎臓

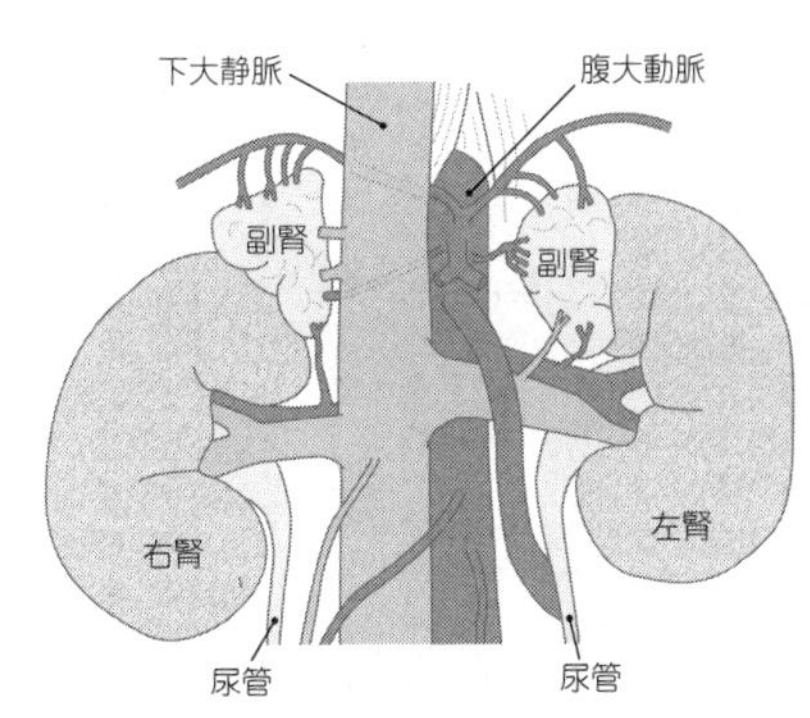

よく見ると、左の腎臓のほうが高く、右の腎臓は少し低い位置にあります。これは、右に肝臓があるために邪魔されて下がっているのです。腎臓の上には帽子のように「副腎」が被さっていますが、両者はくっ付いているわけではなく、間を少量の脂肪によって隔てられています。

太い動脈と静脈、尿管を切り離し、左右の腎臓と副腎を一緒に取り出したら、副腎を腎臓から切り離します。腎臓の場合は、外見よりも内部の構造が重要なため、メスで腎臓を縦に切り、断面をしっかり観察します。

濃い尿をつくるのは意外と大変

腎臓の中心部には、血管や脂肪が詰まって

いる場所があります。ここは洞穴のようになっているので「腎洞（じんどう）」と呼ばれています。断面をよく見ると、外がわの被膜に面した部分と、腎洞に突き出した内がわの部分では色が違います。外がわを「皮質」、内がわを「髄質」といって、皮質のほうが赤みを帯びています。

髄質は、十数個の塊に分かれていて、それぞれの塊がピラミッドのような円錐（えんすい）形をしています。その形から一つひとつの髄質を「腎錐体」といいます。また、腎洞に突き出した腎錐体の先端は乳首のように見えることから「腎乳頭」といわれ、ここから腎臓でつくられた尿のすべてが出ていきます。

人体において〝すべて〟ということはまずあり得ないのですが、この腎乳頭に関しては〝すべて〟の尿がここから出ていきます。

そして、流れ出たすべての尿を受け取るのが、「腎杯」という小さなコップ状の袋です。腎杯が集まって広がったところを「腎盂（じんう）」といい、ここから尿管を通って腎臓の外に尿が出ていきます。こうして尿をつくることが腎臓の役目ですが、これが意外と大変な仕事なのです。一日にどれだけの尿をつくるという目標が、あらかじめ決まっているわけではないからです。

皆さんは、毎日の食事内容が同じというわけではありませんから、水分や塩分の摂取量も日によって違います。また、運動してたくさん汗をかいたり、息からも失われる水分量は一定ではありません。

こうした不規則な水分と塩分の出入りの帳尻を合わせているのが腎臓なのです。

もしも腎臓が仕事をサボったら、どうなるでしょうか？　体内の塩分濃度は厳密に調節されていますので、腎臓の働きが悪いときにカリウムの多い野菜や果物などをたくさん摂（と）ると、血液中のカリウムが増えて心臓が止まってしまうこともあるのです。

また、体液の塩分濃度は一定なので、塩分を摂りすぎると濃度を下げるために体液を増やします。そうなると、血液量も増えますから血圧も上がってしまいます。

腎臓は、薄い尿をつくることは簡単ですが、濃い尿をつくるのは大変なのです。そこで、髄質の中にはナトリウムと尿素が溜められており、奥に行くほど濃度が高くなっています。髄質を貫くように走っている集合管が、髄質を通り抜けるときに周囲の高い浸透圧によって水分を引き抜いて、濃い尿をつくっています。そして、腎乳頭の先端から出ていく仕組みです。

腹部と大腿部のトンネル

〝トンネル〟ではヘルニアが起こりやすい

腹部と大腿部の境目にあたる、太ももの付け根を「鼡径部（そけいぶ）」といいます。太ももにメスを縦に入れて皮膚を剝がして鼡径部を見ると、腹壁の側面部にある外腹斜筋の腱の下端部が分厚くなっています。これを「鼡径靭帯」といって、皮膚の上から鼡径部を触ったときに硬くなっているところです。

この鼡径靭帯にお腹の壁の筋肉がくっ付いています。お腹の壁の筋肉は、外腹斜筋、内腹斜筋、腹直筋と三層からなっていますが、それぞれの筋肉には小さな孔が開いています。この孔は少しずつ位置がずれてあいており、連続すると三層の筋肉を貫通する形で、お腹と鼡径部を斜めにつなぐ一つのトンネルになります。このトンネルを「鼡径管」といいます。

なぜ鼡径管が通っているかというと、陰嚢（いんのう）の中の精巣から出てきた精管と、それ

◆鼡径管

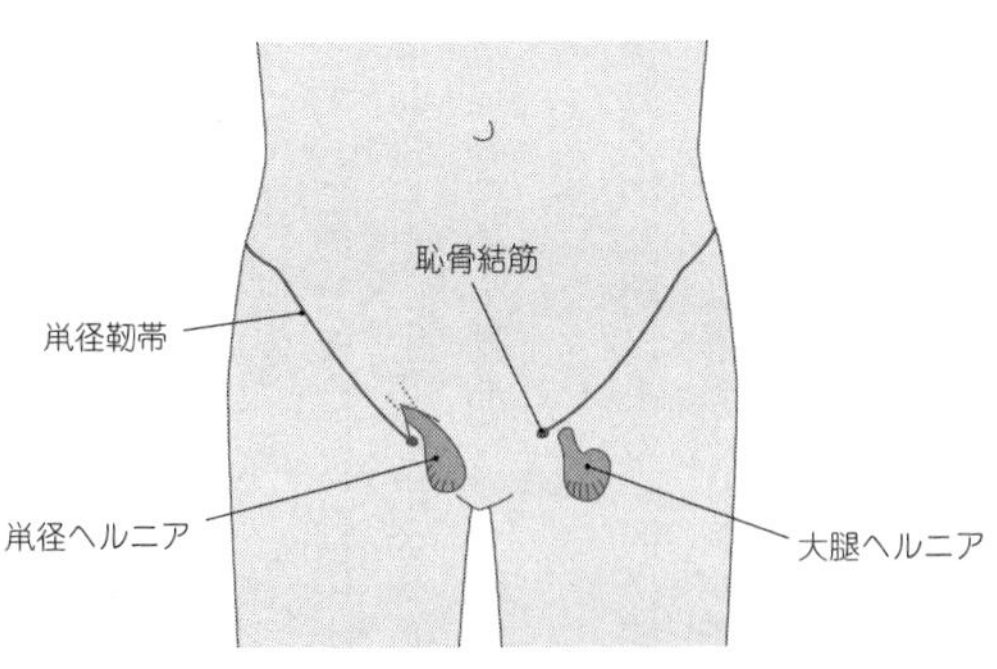

を取り巻く筋肉や血管が精索という束をつくり、ここを通り抜けているからです。つまり、鼡径管はお腹と陰嚢をつないでいる通路というわけです。

普段は鼡径管が閉じていますが、弱い場所のために突き抜けて腸が出やすくなっていきます。鼡径管を通って腸が出てくるのが、鼡径ヘルニアです。女性に比べて男性のほうが鼡径管が広いため、鼡径ヘルニアになりやすいといえます。

女性は鼡径ヘルニアにならない？

鼡径管の役割を考えると、女性には必要がないですね。しかし、男性と同じものではありませんが、女性にも細い結合組織が通っています。

精巣や卵巣を下に引っ張って陰嚢の中に出ていくのが本来の役割で、男性の場合はそれに成功して精巣が鼡径管を通って下に行っています。

ところが女性の場合は、下に引っ張ることに失敗し、卵巣がお腹の中に留まってしまいました。そのため、下に引っ張るはずだったヒモだけが残って鼡径管を通っています。このヒモを「子宮円索」といって、子宮を固定する働きをしています。

鼡径靭帯の上に生じる鼡径ヘルニアは、男性に発症することが多いのですが、女性は鼡径靭帯の下にある、もう一つの通路で生じる大腿ヘルニアを発症しやすいのです。

鼡径靭帯の深層にある隙間は筋肉でほとんど塞がれていますが、残っている隙間に大腿動脈や大腿静脈、リンパ管が通っています。このわずかな隙間を通って腸が出てくるのが大腿ヘルニアです。

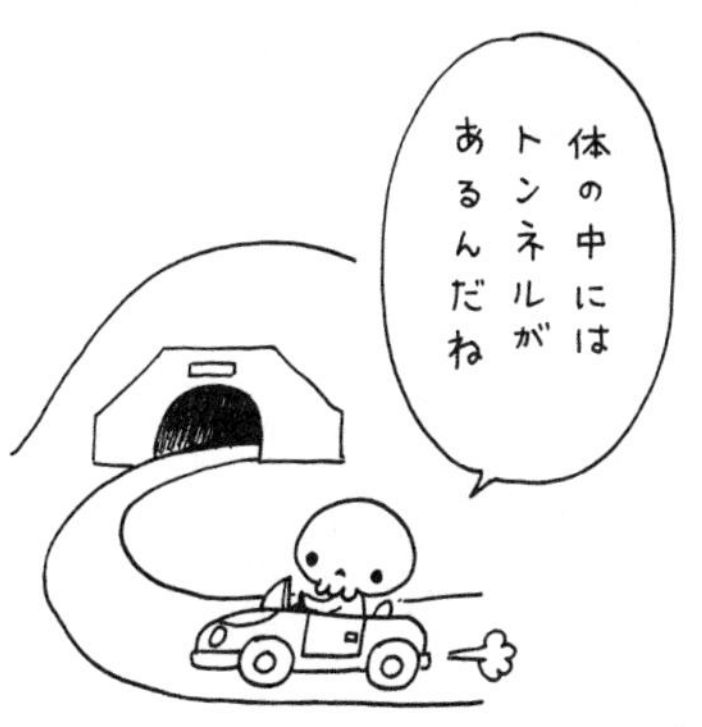
体の中には
トンネルが
あるんだね

人間のお尻はゴリラよりも立派

直立するために発達した筋肉

人間とゴリラを比べると、ゴリラのほうがたくましい体に見えますね。しかし、これには錯覚が多少含まれています。肩幅が広くて上半身がムキムキなのでゴリラのほうがたくましく見えるだけで、よく見るとゴリラのお尻は意外と小さいのです。これに比べて人間の上半身は貧弱に見えますが、お尻には膨らみがあって大きいのが特徴です。

人間のお尻が立派なのには理由があります。一つは、お腹の内臓を受け止めるために骨盤が横に広がっていること。もう一つは、直立するためにお尻の筋肉が発達していることです。

実際にどうなっているのか、お尻の筋肉を観察するために、ご遺体をうつ伏せにして殿部（臀部）の皮膚を剝がします。そうすると、骨盤から出て太ももに向かっ

◆お尻の筋肉

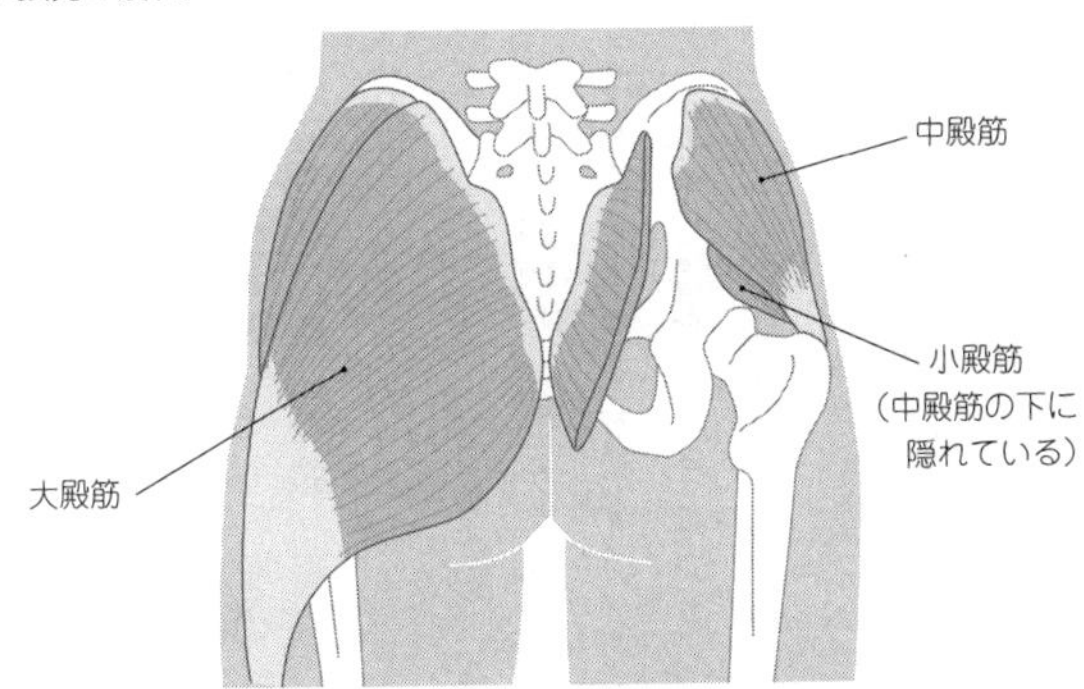

ていく筋肉が見えてきます。

一番外がわにある大きな筋肉が「大殿筋」です。〝大〟が付いているということは、もちろん「中殿筋」と「小殿筋」もあります。大殿筋の上に、中殿筋の一部は見えていますが、大部分が大殿筋の下に隠れています。

大殿筋は大腿骨の後面にくっ付き、中殿筋と小殿筋は大腿骨の外がわに出っ張っている大転子という高まりにつながります。外見上は微妙な違いですが、この差が筋肉の働きに大きな違いをもたらしています。

大殿筋は、骨盤の後ろから起こって、大腿骨の後面を縦に走っている粗線の上の部分にあたる殿筋粗面というところに向かっています。この位置関係から、股関節を伸ばして大腿骨を後ろに引っ張る筋肉であることがわかります。

これに対して中殿筋と小殿筋は、大殿筋とは行き先が違って大転子に行っている位置関係から、大腿骨を横向きに上げる、つまり外転の働きをしていることがわかります。

大腿骨を後ろに引っ張ったり、足を横に上げる動作が、果たして直立をしているときに必要なのでしょうか？　ちょっとおかしな感じですが、足が支えになって上体がどのように動くのかを考えてみましょう。

股関節を曲げた状態から伸ばすというのは、つまりお辞儀をした状態から上体を起こす動作です。直立していると上半身が前に倒れそうになりますが、それを後ろに引っ張って腰を立たせているのが大殿筋です。そして、片足で立ったとき、体が浮いている足のほうに倒れるのを、地面に付いているほうの足に引っ張り上げているのが中殿筋や小殿筋です。

このように、人間は殿部の筋肉が発達しているので二本足で立っていられるのです。

中殿筋と小殿筋は付いている場所も働きも、ほぼ同じです。これなら、一つの筋肉で良いのに、どうして分かれているのでしょう？

両者の間には血管や神経が通っており、その通路になっているので分かれてしまったのです。もともと一緒だったのが、直立二足歩行をするようになった進化の過程で分かれたのかもしれません。

鉛筆ぐらいの太さがある坐骨神経

大殿筋を始まり部分から切り離していくと、裏側に下殿(かでん)神経と下殿静脈が入り込んでいるのが見えます。これらを切ると、中殿筋が見えてきます。さらに中殿筋を切り離すと、神経と血管が骨盤の後ろの孔から出ており、特に太い神経が下に向かって走っているのが目につきます。これが「坐骨神経」です。

坐骨神経は人体で一番大きく、鉛筆ぐらいの太さがあります。この神経が大殿筋の下に隠れているのです。そのため、お尻に筋肉注射をするときは、大殿筋は危険なので避けて、上部に顔を出している中殿筋に針を刺します。ここなら筋肉の下にあるのは骨だけなので、血管や神経を傷つけることがないからです。何気なく行っているように見える注射ですが、医師は安全な場所を選んで針を刺しているのです。

こうしたことも、解剖実習によって構造を直接観察することで理解できるようになってきます。

体の中で一番太い神経というと、一般には背骨の中を通る脊髄を思い浮かべると思いますが、これは脳の出店のような中枢神経の一部です。その脊髄から出てくる神経のうち、骨盤のあたりから出て下半身に向かう神経が何本か集まり、太くなったのが坐骨神経です。

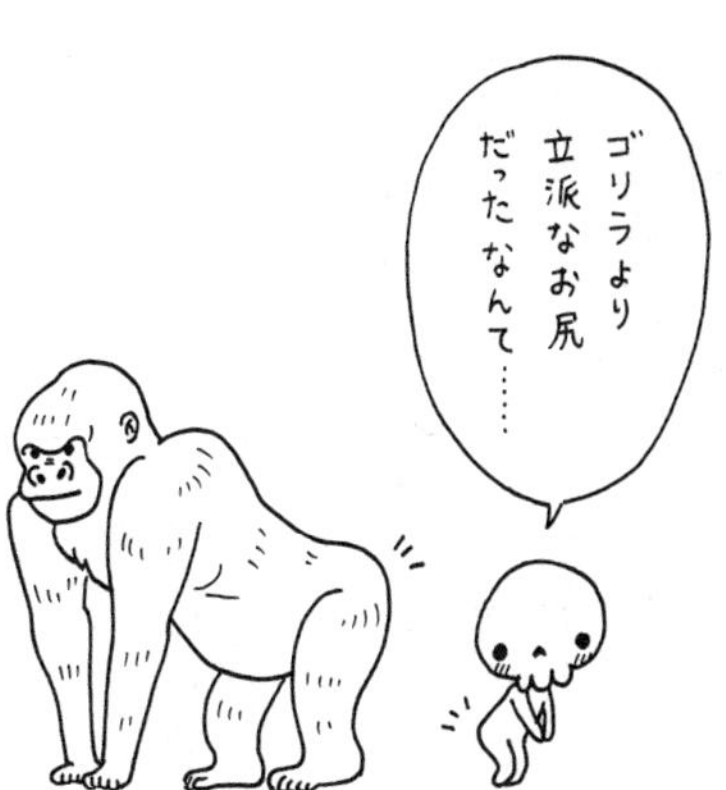
ゴリラより
立派なお尻
だったなんて……

足に踵があるのはなぜ？

膝の曲げ伸ばしに働く太ももの筋肉

お尻の筋肉が大腿骨を後ろに引っ張って伸ばしたり、横に振り上げる動作に関わっていますが、股関節を曲げて、大腿骨を前に引き上げる動作を行っているのは、太ももの前面の上のほうにある「腸腰（ちょうよう）筋」という筋肉です。

腸腰筋は二つの筋肉が合わさったもので、鼡径靭帯のずっと上から始まっています。一つは腸骨筋という腸骨の内がわから起こった筋肉で、もう一つは大腰筋という腰椎から起こった筋肉です。両者は骨盤の前で合わさって腸腰筋になります。

股関節から太ももの前面の皮膚を剥がすと、上のほうに腸腰筋が見えてきます。

腸腰筋を切り離して下のほうに翻すと、骨盤から起こって大腿の前を斜めに横切り、下腿（かたい）の脛骨（けいこつ）上部の内がわにつながっている「縫工筋（ほうこうきん）」が見えてきます。

この構造からもわかるように縫工筋は、股関節だけではなく、膝関節の運動にも関わっています。大腿を屈曲・外転・外旋させ、膝を曲げる働きをしていて、これらの動作を一度に行っているのが〝あぐら〟です。学生には、「あぐらの筋肉」と覚えるように教えています。

けれども、何といっても太ももの前面を覆って目立っているのが「大腿四頭筋」です。目立つくらいに大きいとはいっても、一つの筋肉ではありません。文字通り筋肉が四つの頭に分かれており、大腿直筋、外側(がいそく)広筋、内側(ないそく)広筋、中間広筋で構成されています。これら四つの筋肉はすべて膝蓋骨(しつがいこつ)に集まり、さらに脛骨の前面の脛骨粗面につながっています。脛骨の前面は大腿骨の後面と同様に、ザラザラした粗線が入っており、ここに筋肉が付いています。

大腿四頭筋は膝を伸ばす働きをしています。例えば、サッカーボールを蹴り飛ばすような力強い働きです。

太ももの前面が膝を伸ばす働きをしているのに対して、後面の筋肉は膝を曲げる働きをしています。一般にはハムストリングといわれる筋肉で、「ハム」は太もも、「ストリング」はヒモという意味です。これも一つの筋肉ではなく、大腿二頭筋、半腱様筋、半膜様筋の三つで構成されています。ただし、大腿二頭筋には長頭と短頭があるため、数え方によっては四つの筋肉ともいえます。

これらの筋肉は、椅子に座ったときに座面に触れる坐骨結節という骨から起こり、膝の後ろ側で左右に分かれていきます。膝の後ろから外側の腓骨に向かうのが大腿二頭筋で、内側の脛骨に向かうのが半腱様筋と半膜様筋です。この中で大腿二頭筋の短頭だけは大腿骨から起こります。

ハムストリングは膝を曲げる強力な筋肉ですが、よく肉離れを起こすことでも知られています。

このように、太ももの前面と後面の筋肉によって膝の曲げ伸ばしを行っていますが、さらに股関節を内転させ、膝を閉じる働きをしている内転筋群が、太ももの内側にあります。この内転筋群も、大内転筋と長内転筋に代表される筋肉で構成されています。

ところで、太ももの前面と後面の筋肉は、股関節の手前にある筋肉が股関節を動かし、膝関節の手前にある筋肉が膝を動かすというルールにのっとって動いていますが、内転筋群は股関節より先にありながらも股関節を動かすという、ちょっとへそ曲がりな働きをしているのです。

しかし、このへそ曲がりのおかげで、中殿筋による股関節の外転と、内転筋の作用とのバランスがとれ、体が左右にぶれることなく真っ直ぐに歩くことができるのです。

さて、ここで気づいた人がいるかもしれませんが、上肢のときには前面に曲げる筋肉があり、後面に伸ばす筋肉がありました。けれども下肢では逆になっていて、前面に伸ばす筋肉があり、後面に曲げる筋肉があります。

このように、太ももの解剖では主に筋肉を一つひとつ観察し、どこから起こって、どこで終わっているかを確認しながら切り取っていくことで、その働きをより理解していきます。こうして太ももの筋肉をすべて取り除くと、人体で最も大きな大腿骨が残ります。

血管も股関節と膝関節で逆になる

解剖実習では筋肉の観察をするとともに、その間を走る血管も観察していきます。

骨盤の外、つまり下肢に向かう外腸骨動脈は、太ももの前面に出て大腿動脈と名前が変わります。これが下肢の動脈の本幹です。

上肢でも下肢でも動脈は、関節の部分では伸ばす側ではなく、曲がる側を通るのが原則です。なぜなら、伸ばす側を走ると無理に引き伸ばされたり、外傷を受けやすいからです。

上肢では、肩・肘・手首と関節の曲がる側がいずれも前面を向いていますが、下肢の関節の場合は曲がる側が股関節では前面、膝では後面と逆向きになっています。そのため、大腿動脈も太ももでは前面を走り、内転筋の中を通り抜けて膝の後ろに行っています。そして、膝から下では後面に現れています。

静脈の場合も、深部にある比較的太い静脈は動脈と一緒に走っていますが、皮膚のすぐ下の浅いところを走っている静脈もたくさんあります。この浅い静脈は、体の表面からも見え、採血や静脈注射をするときに使われています。

手には踵がないけれど……

一般には〝すね〟として知られている、膝から下の部分を「下腿」といいます。前面を「向こう脛（ずね）」といいますが、こちらには筋肉があまり付いていません。後面のふくらはぎは筋肉が発達していますので、「すねをかじる」というのはここの部分を指すのでしょう。

ふくらはぎの皮膚を剝ぐと、外側頭と内側頭を持った立派な筋肉が見えます。これが「腓腹筋（ひふくきん）」で、それぞれ大腿骨の外側と内側から起こっています。腓腹筋の上端を切って翻すと見えてくるのが「ヒラメ筋」です。名前の通り、魚のヒラメの形に似ていることから名づけられました。

下腿には脛骨と腓骨があり、この両者の後面からヒラメ筋は起こり、腓腹筋と一緒になって人体で最も大きな腱であるアキレス腱をつくって踵骨（しょうこつ）、つまり踵（かかと）の骨につながっています。腓腹筋の外側頭と内側頭、そしてヒラメ筋の三つを合わせて「下腿三頭筋」と呼んでいます。これらは、つま先で地面を強く蹴る働きをしています。

手には踵がありませんが、足は後ろに突き出ている踵があります。どうして踵が出っ張っているのでしょう？

これには理由があります。足首の関節は、外側と内側のくるぶしの間にありますが、アキレス腱が付いているのは足首の関節よりもずっと後ろのほうなのです。こ

◆下腿と踵

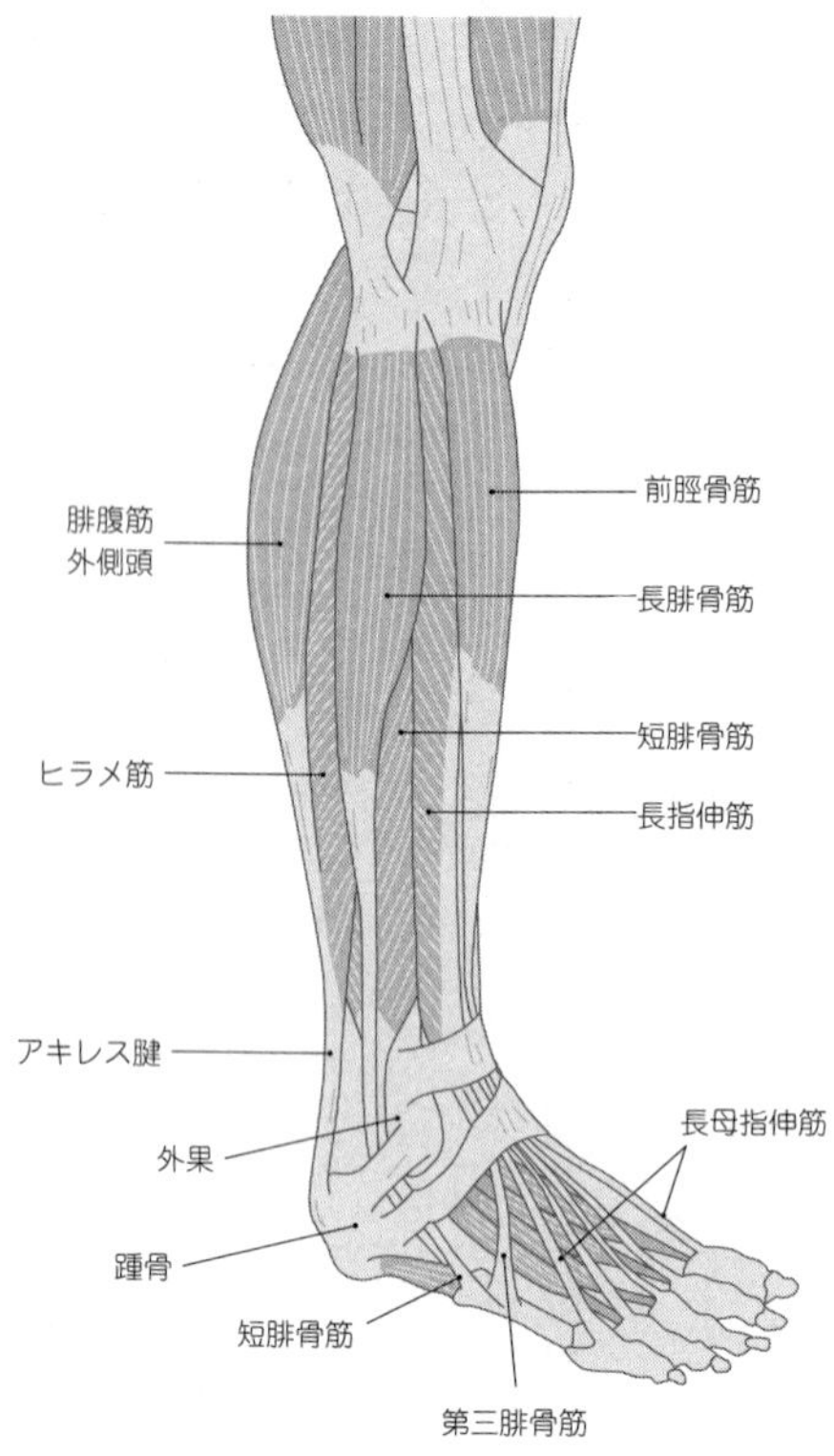

れはテコの原理で、くるぶしの位置が支点となり、つま先が作用点、アキレス腱が力点にあたります。アキレス腱が引っ張る踵が後ろにずれて力点を遠くに置くことで、つま先を蹴る力が大きくなるわけです。踵が後ろに突き出ていないと、つま先で地面を強く蹴ることができないのです。この構造は哺乳類の特徴でもあります。

アキレスというのは、ギリシャ神話に登場する英雄の名前です。不死身の体を持っていましたが踵が弱点で、ここに矢を受けて死んでしまったという話です。アキレス腱を損傷すると歩けなくなることから、致命的な弱点をアキレス腱と表現します。

踵は、歩くためには必要ですが、後ろに出っ張っているために、下腿からきている血管や神経をどうやって足の裏まで通すかという問題が生じます。つまり、踵が邪魔なのです。そこで、仕方なく足の裏に行く血管や神経は、内くるぶしの後ろ側を通っています。

また、下腿三頭筋を取り除くと、下には足の指を曲げる働きをしている細い筋肉がいくつかありますが、これらも足の裏を行くのに内くるぶしの後ろ側を通っています。筋肉も腱も血管も神経も、みんな内くるぶしの後ろを通っているというわけです。

しかし、血管や神経は良いのですが、足の指を曲げる筋肉の腱がすべて内くるぶしの後ろを通るとバランスが悪いですね。ですから足の裏を外側に向ける、つまり外反するように特別に手配する必要があります。そこで、どうしたかというと下腿、つまり向こう脛の前の筋肉の一部を外側に少し回して、外くるぶしの後ろを通しているのです。

バランスが悪いので、取ってつけたように一部を外側に持ってきたため、足を内側に曲げる力（内反）が強く、外側に曲げる力（外反）が弱いのです。ですから体のバランスを崩すと、足がカクンと内反して捻挫を起こしてしまいます。

下腿の前面は、触ってわかるように真正面には弁慶の泣き所である脛骨しかありません。実際には脛骨と腓骨の二本ありますが、脛骨が太く、腓骨は細いのです。脛骨を丈夫にしてしまったために筋肉の居場所に偏りが生じ、向こう脛の外側、つまり小指側に筋肉もシフトしてしまったというわけです。

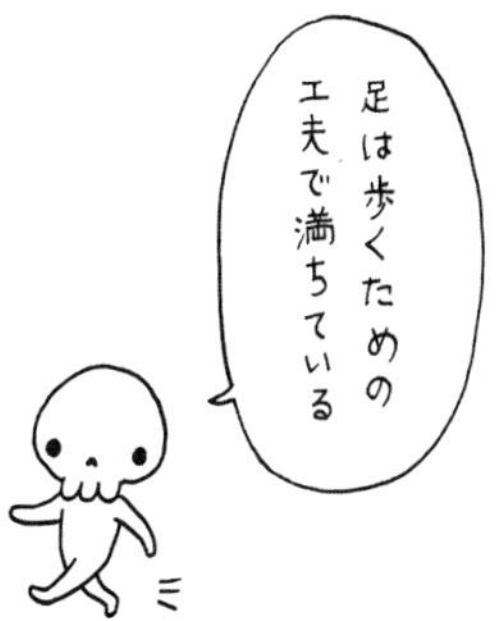
足は歩くための
工夫で満ちている

膝は健気に体重を支える

関節のメカニズム

解剖実習の際、関節の部分は後回しにして進めていき、上肢と下肢でそれぞれ、一通り終わってから関節の解剖に移ります。関節を先に解剖してしまうと、骨がバラバラになって、その先の解剖を進めにくくなるからです。

体を思い通りに動かすには、骨と骨のジョイント部分がさまざまな方向に動く必要があります。この動きを実現するために、関節にはいくつかの要素が必要です。

まず、骨と骨がぴったりくっ付いていると曲げることができませんから、隙間をとる必要があります。この隙間のことを「関節腔（くう）」といいます。

次に必要なのは、関節が滑らかに動くようにする潤滑油です。これを「滑液」といいますが、骨が浸るようにするには周りを完全に袋で包まなければなりません。そこで、「関節包」という丈夫な結合組織の袋が、ジョイント部分をすっぽり包んで、関節腔を完全な閉鎖空間にします。そうすると、関節腔という閉じた空間の中で、どこから潤滑油を供給すれば良いのでしょう？

この潤滑油をつくる組織が、関節包の内面に張り付いている「滑膜」です。滑膜には血管が豊富に分布していて、血液から滑液をつくって分泌しています。

こうして、潤滑液が入って、骨と骨に隙間があって、ご機嫌な関節だと思われますが、まだ足りません。

骨と骨が直接こすれ合うと、すり減ってしまいます。それでは困りますね。これが機械なら、すり減らないようにするために、接触面を滑らかに磨いて滑りを良くするなど非常に精密な加工を施すことでしょう。

しかし、人体はそういう方法を取らずに、別の対策を立てました。関節の表面を軟骨という別の素材でコーティングしたのです。これが「関節軟骨」です。

軟骨には弾力性があって滑らかで、水分をたっぷり含んでいます。ですから圧迫すると縮んで、中から水分が出てきます。関節の表面を覆うのには最適の素材なのです。したがって、関節には必ず関節軟骨があります。これで一応、関節は完成です。

ただ、ほとんどの関節には靭帯という結合組織が付いており、関節の動きを制限したり、補強しています。

解剖学の教科書にも、こういうところに靭帯があると書かれています。ところが、実際に解剖してみると、どこに靭帯があるのかわからないことが多いのです。

なぜなら、たいていの場合で靭帯は関節を覆っている関節包の一部で、結合組織の線維が発達してできています。関節包と一体化していて境目がないので見分けがつかないのです。

それでは、スポーツ選手が靭帯を断裂したと報道されることがありますが、見えないものがどうして断裂したとわかるのでしょう?

それは、断裂するときは靭帯だけではなく、関節包も含めて周囲の線維組織も切れてしまうことが多いからです。断裂というのは、ナイフでスパッと切ったわけではないので、切れた部分が裂けるようにバサバサしています。それで断裂がわかるのです。

中には例外として、関節包から独立している靭帯もあります。その一つが膝の関節にあります。

膝関節は体重の五倍を支える

全身にある関節のうち、最もケガが多いのが膝ではないでしょうか。その理由は、体重がかかるところだからです。

膝関節の場合、大腿骨と脛骨の形状がかなり違っていて、大腿骨の下端の外側と内側は丸く、脛骨の上面は平らです。そのため、二つの骨の接する部分がとても狭く、ほぼ一点で体重を支えているような状態になっています。

これによって大きな可動域を確保しているわけですが、接する部分が狭いとそこに荷重が集中してしまいます。しかも、膝関節にはなんと体重の五倍くらいの荷重がかかっているといわれているのです。跳んだり、はねたりして衝撃が五倍になったのではなく、普通に歩いているときでも膝関節を安定させるために、周囲の筋肉が収縮して密着させているので、その力も加わって五倍ぐらいになるのです。

したがって、運動をしたりすれば、さらに荷重がかかることになります。これでは関節軟骨にとても大きな力がかかって壊れてしまいます。そうならないように、半月（はんげつ）（半月板ともいう）というヒサシが周りの関節包から突き出し、脛骨と大腿骨の間を埋めて接する面積を広げています。これによって荷重を分散させ、関節への負担を軽減するクッションとなって膝が壊れないように防いでいます。

それでも、激しいスポーツを行ったりしてケガをすることがあります。よく起こるのが半月板損傷です。軟骨は素晴らしい素材ですが、中には血管が通っていないという欠点があります。ですから、自然に治ることはないのです。そうすると、痛くて歩けなくなります。

そこで、痛みを取るために、軟骨を切り取るという手術が行われていました。一時的には痛みが取れますが、クッションがなくなるのですから荷重がいびつにかかり、軟骨がすり減りやすくなります。ですから激しいスポーツを続けていたり、年齢を重ねていくと軟骨がすり減って膝関節症になるのです。さらに、ひどくなると人工関節に置き換える手術も行われます。

ところが、損傷が激しく周囲の関節包にまで達している場合、その状態で縫い合わせると周りには血管が通っていますから、結合組織から血管が侵入してきて治ることがわかりました。ですから最近は、半月板を縫い合わせる手術が行われています。

ただ、損傷が軽くて軟骨のところで留まっているときには治らないのです。その

◆膝関節

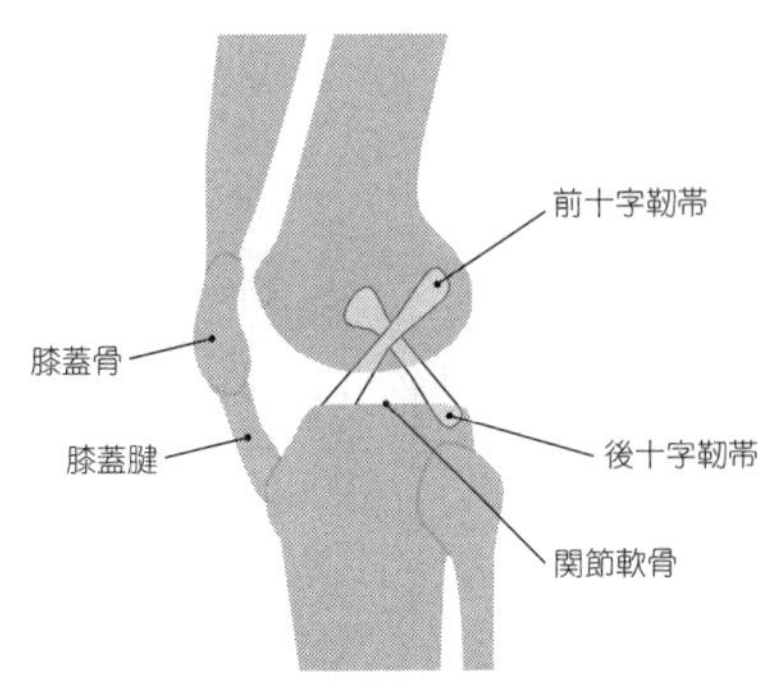

ため、わざと損傷を広げて修復されるように促す手術も行われています。損傷が重いほうが治りやすいという不思議な現象です。

膝のお皿の正体

膝の皮膚を剝がして見ると、関節の前面には大腿四頭筋の腱が脛骨までずっと走っています。これを「膝蓋靭帯」といいますが、この下には「膝のお皿」と一般に呼ばれている「膝蓋骨」という骨があります。

全身の骨は二〇六個ですが、この中に膝蓋骨は含まれていません。骨ではあるのですが、全身の骨としては数えないのです。なぜなら、もともと骨格の骨ではないからです。

膝蓋骨は、膝蓋靭帯の中に後から生まれた

骨で、このような骨を「種子骨（しゅしこつ）」といいます。指などにも種子骨はありますが、小さくて目立ちません。膝の種子骨だけが例外的に大きいのです。この膝蓋骨があるおかげで、大腿四頭筋の腱がぐるっと急角度で回ることができるのです。つまり、滑車のようなもので、膝関節の前に骨が乗っかっているので、腱の向きを変えやすくしています。

膝を曲げていると、腱の向きをぐるっと変えなければなりません。この向きを変えるのに膝蓋骨が役に立ち、スムーズな動きにしています。

ここで、皆さんは疑問を持ったのではないでしょうか？

膝蓋靭帯という名前が付いていますが、大腿四頭筋の腱ですよね。膝蓋骨より下で脛骨との間をつないでいます。考え方を変えると、大腿四頭筋の腱がずっと伸びてきて脛骨まで到達して、その中間に膝蓋骨ができてしまったわけですから、本当は靭帯ではなく腱なのです。

膝蓋腱反射という言葉を聞いたことがありませんか？

医者にかかったとき、膝の下を叩く検査をすると、足がカクンとなる反応です。これは、膝蓋靭帯をハンマーで叩くと大腿四頭筋が引っ張られて、反射的に収縮するのを見ています。カクンとなれば異常がなく、反応がないときには神経に異常があることを示します。

さて、膝蓋靭帯と膝蓋腱のどちらが正しいのでしょう。今のところ、何の議論もされていません。今後も気にとめられることはなさそうです。

「えんがちょ」と十字靭帯

膝蓋靭帯の上に沿って、メスでぐるりと後ろまで一周して切ると、関節包が切り離されますが、まだ十字靭帯がくっ付いているので膝が外れません。

膝関節の両側には、外側側副靭帯と内側側副靭帯が縦に付いています。これによって膝の曲げ伸ばしができますが、ねじれたり横にずれるのを防いでいます。

しかし、内側の側副靭帯は関節包と一体化しており、外側だけが関節包と分かれています。その理由は、関節包が大腿骨と脛骨の間にあるからです。側副靭帯は、内側は大腿骨と脛骨の間、外側は大腿骨と腓骨の間にあり、行き先が違います。関節包は脛骨のほうに行っていますが、外側側副靭帯は腓骨のほうに行っているために分かれたのです。

◆えんがちょ

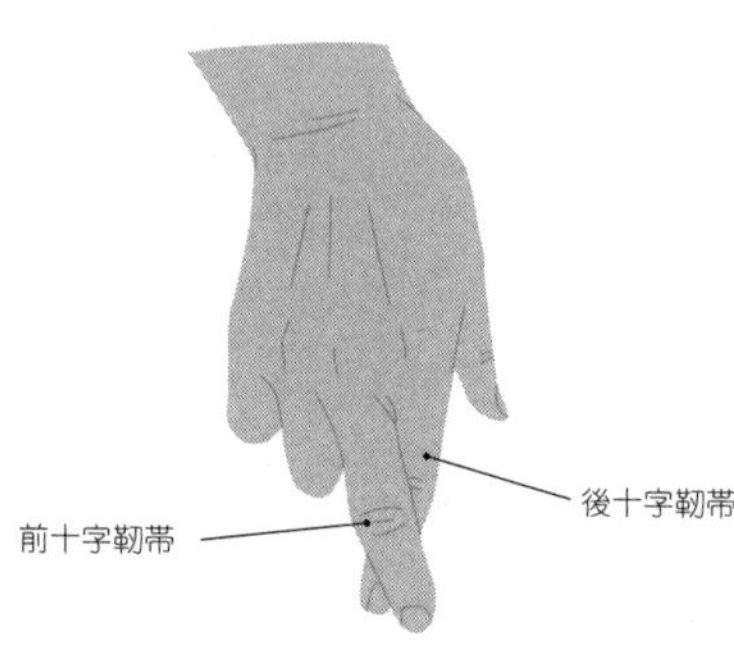

このような構造から、膝関節を切り開く際には側副靭帯も一緒に切っておきます。他の関節では、靭帯を切れば関節は外れますが、膝関節の場合は内部にも靭帯があります。これが前十字靭帯と後十字靭帯の二本で、関節の内部に独立した靭帯を持っているのが他の関節とは違う大きな特徴です。

前十字靭帯は、大腿骨に対して脛骨が前にずれるのを防いでいます。後十字靭帯は、大腿骨に対して脛骨が後ろにずれるのを防いでいます。両方を合わせることで、膝がガクガクして前後にずれることなく、スムーズに歩けるのです。

ところが、実際には十字靭帯という名前の通り靭帯がクロスしているのですが、どの方向にクロスしているのかわかりにくいのです。そこで、学生には簡単な覚え方を教えています。

右手の指で「えんがちょ」をすると、ちょうど右膝の十字靭帯の形になるのです。中指が前十字靭帯で、外側から内側へ、後ろ上から前下へと向かいます。そして、人差し指が後十字靭帯で、逆向きに前上から後ろ下へとクロスしています。

こうして四つの靭帯によって、膝が前後左右にずれるのを抑えています。

前後の十字靭帯を切り取ると、大腿骨と脛骨は離れて、ようやく両者の接する面を観察することができます。すると、脛骨の上面に隠れていたのが、先に述べた半月です。

骨盤と生殖器

女性は骨盤内、男性は骨盤外に生殖器が多い

骨盤の解剖をする際、膀胱は男女で同じですが、尿道や生殖器は違いますから手順も少し変わってきます。男性の場合は骨盤の外で行う作業が多く、女性の場合は骨盤の中で行う作業が多くなります。つまり、生殖器が骨盤の外に出ているか、中にあるかの違いで作業も違ってくるというわけです。

そこで、生殖器の解剖を行うときは、男性のご遺体のグループと女性のご遺体のグループが一緒に行うようになります。そのため、解剖実習では男女のご遺体を半々にするようにしていますが、もともと献体をしてくださるのは女性のほうがやや多いので、なかなか同じ数を揃えることができないのが実情です。

骨盤の底にあたる部分を「会陰（えいん）」といって、骨盤の解剖ではまずここから行います。

◆陰茎

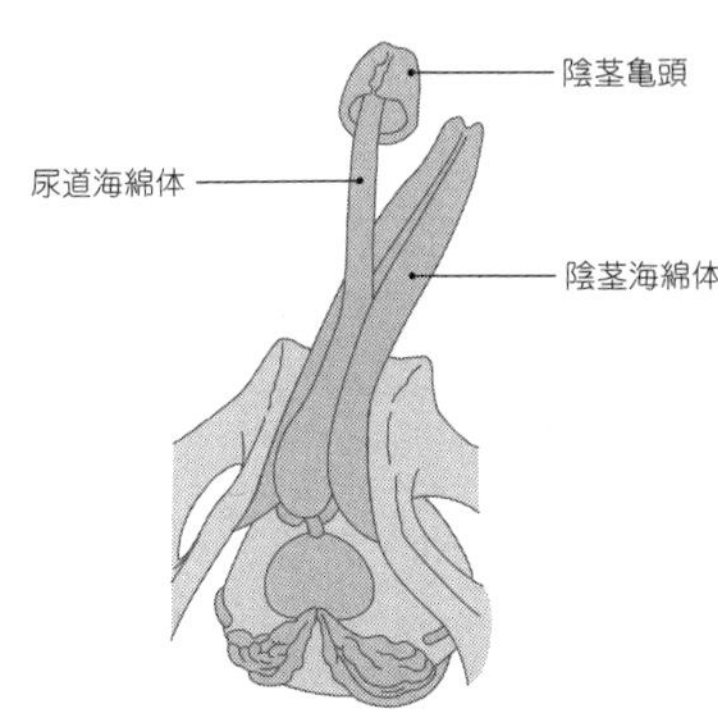

男性の会陰ではペニスと睾丸(こうがん)の解剖をしますが、解剖学ではペニスを「陰茎」、睾丸を「精巣」といいます。陰茎は性的刺激を受けると勃起する器官で、内部は尿道海綿体と陰茎海綿体という二種類の海綿体でできています。尿道海綿体の先端は「陰茎亀頭」と呼ばれるキノコのような傘を被っています。

海綿体は、中が血液を含んだスポンジ状になっていて、表面は丈夫な結合組織で覆われています。刺激を受けると血液が流入し、海綿体が膨れて固く大きくなります。陰茎は筋肉でできていると思っている人が多いのですが、正体は海綿体なのです。

まず、上にある陰茎亀頭を陰茎海綿体から外し、尿道海綿体も外します。そして断面を観察します。

精巣は、股間にぶら下がる陰嚢(いんのう)という袋の中に収まっています。陰嚢の皮膚には細かいシワが寄っていますが、これは皮膚の下にある平滑筋が収縮してできるもので、精巣の温度を下げるためと考えられています。

表面的には精巣と尿道の出口は近いですが、実はちっとも近くないことが解剖しているとわかってきます。

精巣でつくられた精子は、精巣の上に乗っている精巣上体に送り出されます。精巣上体の中にはクネクネと曲がった管が収まっていて、そこから始まる精管によって運び出されます。精管は陰嚢の中から上がって鼡径部に達すると、腹壁を通り抜けて腹腔に入ります。それから膀胱の後ろに回って、前立腺を貫いて尿道に注がれます。このように、精子が出るまでには延々と旅しているのです。

この経路を見ていくのは面白いものですが、精管の尿道への出口は針の先ほどの大きさのため、かろうじて見える程度です。

男性に対して女性の会陰は、特に目立ったものはありません。大事な部分はすべて骨盤の中にあるからです。

骨盤の底にある二つの隔膜

骨盤は、お腹の内臓が下に落ちないように支える受け皿の役目を果たしています。ところが骨格を見ると、筒状に広がっている部分があり、底はすっぽり開いています。これではお腹の内臓が落ちてしまいます。

骨盤の底を塞がなければいけませんが、男女ともに排便のための肛門や、排尿のための尿道も必要です。特に女性は、出産の際の産道も確保しなければなりませんから、底を骨で塞ぐわけにはいきません。

そこで、骨盤の底を二つの「隔膜（かくまく）」という組織で塞いでいます。隔膜の本体となる「骨盤隔膜」は、肛門挙筋という大きな筋肉で、骨盤の壁から始まって直腸が通り抜ける肛門に向かってU字型にしっかり包み込んでいます。この肛門挙筋は、前のほうに窓があります。この窓は、膀胱からの出口で、尿道が通るところです。

これだけでも良いのですが、前のほうにはもう一つ「尿生殖隔膜」という筋肉の板が張り付いています。この尿生殖隔膜と肛門挙筋の二つの隔膜によって骨盤の底ができています。

解剖すると、結合組織が骨盤隔膜を覆っているため、すぐには骨盤隔膜が見えま

◆骨盤隔膜

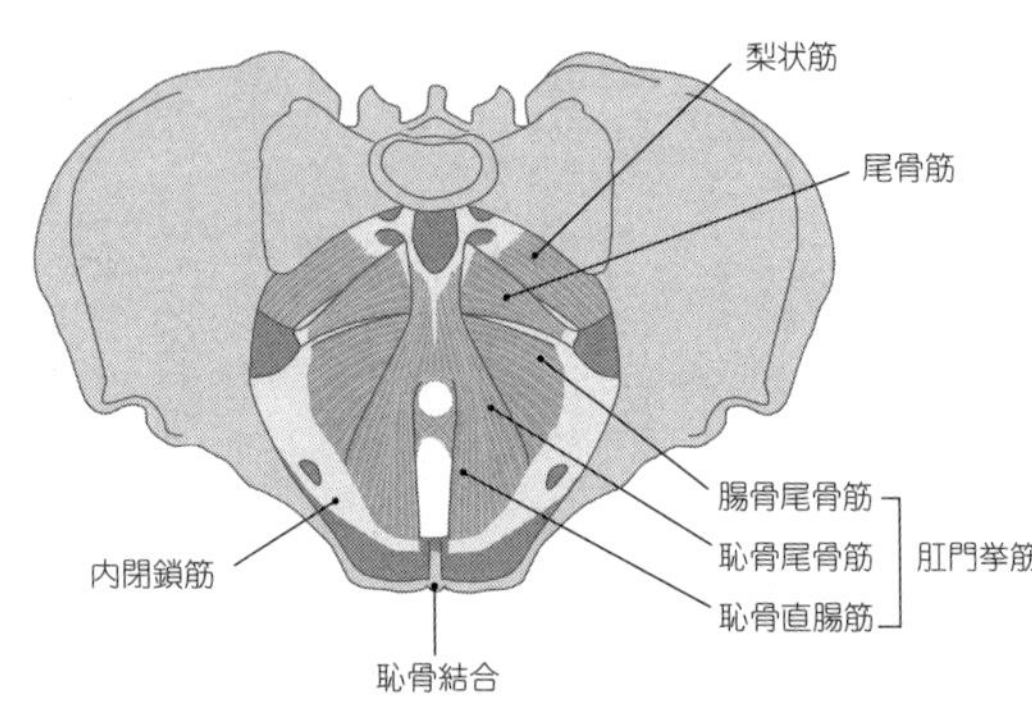

せん。この結合組織には脂肪がいっぱい混じっているので皮下脂肪よりも硬く、それをピンセットで取り除いていくと、ようやく骨盤隔膜が見えてきます。

肛門挙筋の末端部の孔があいているところには、肛門の周囲を取り巻くように肛門括約筋がしっかり見張っていて、直腸を細くして出口を抑えています。出口のところには、必ず括約筋があります。

もう一つ、膀胱からの尿道と女性では子宮・膣というのが、尿生殖隔膜を貫いています。膣のところには括約筋がありませんが、尿道の出口のところでも尿道括約筋が集まってギュッと閉じています。

肛門も尿道も閉じているということが必要

で、オシッコやウンチが溜まったときに、閉じていないとダダ漏れで困りますね。かといって、尿意や便意を催したときは、どうやって閉じている出口を開ければ良いのでしょう?

そこで、尿道括約筋にも肛門括約筋にも、平滑筋でできた内尿道括約筋と内肛門括約筋、骨格筋でできた外尿道括約筋と外肛門括約筋があり、二段構えで調整しています。

便意を感じると、反射的に直腸の壁の平滑筋が収縮して内肛門括約筋がゆるみます。しかし、このままでは排便が始まってしまうため、外肛門括約筋を収縮させて便が出ないようにしています。そして、トイレに入って準備ができたところで息むと、腹圧が上がって便が排泄されます。

尿意も同様で、内肛門括約筋や内尿道括約筋は自分の意思ではコントロールできませんが、外肛門括約筋や外尿道括約筋は自分の意思でコントロールできるということです。

骨盤の内臓を取り出すには

骨盤の内臓を解剖するときは、骨盤を切らなければできませんので、まず中の内臓を全部右側に寄せて、前方の恥骨結合はメスで切り、あとの骨は鋸で切って左右二つに分けていきます。このとき、丁寧に切らないと直腸を傷つけてウンチが出てきてしまいます。ですから直腸をしっかり前にずらして、骨の壁との隙間をあけて鋸を入れます。それから内臓を寄せながら、壁とつながっている血管や神経、結合組織を切っていき、中に収まっていた内臓を取り出します。

女性のご遺体の場合は、ここで子宮と卵管と卵巣を観察します。子宮はニワトリの卵よりも小さいぐらいの大きさで、とてもきれいに見えます。真ん中から切り開いて中を見ますが、内腔(ないくう)は小さいので筋肉の厚さがわかる程度です。この壁は平滑筋でできており、妊娠すると伸びて子宮が大きくなり、壁は薄くなります。

子宮の横には卵管が見え、その先があいていて卵巣の上に被っています。卵巣の上に卵管の端っこがラッパみたいに開いて被っているのがよくわかります。卵巣を切って断面を見ますが、よく目にする解剖図のような様子は肉眼で確認することができません。

ご遺体は高齢者が多いですから卵子も見えませんし、生前に子宮の病気をされて、子宮や卵巣がない方も中にはいらっしゃいます。解剖実習としては残念ですが、それも含めて人体を解剖するということなのです。

子宮に限らず、ご遺体には手術の痕があったり、内臓の一部が欠けている方もいらっしゃったりして、学生は解剖しながら生前の病気を考えたり、暮らしぶりに思いを馳(は)せることがあります。

膀胱と消化器の共通点

膀胱は、上から縦にメスを入れて切っていくと、中の様子を観察することができます。壁は平滑筋でできているので、尿が入っているときには膨らみ、入っていないときには縮んでいます。

しかし、解剖実習では事前にホルマリンで加工されているために、膀胱は硬くて収縮の様子を観察することはできません。

膀胱の底の真ん中には小さな孔があいています。ここから尿道が始まって尿が出ていくわけですが、この後ろのほうにも孔が左右に二つあいています。これが左右

◆膀胱三角

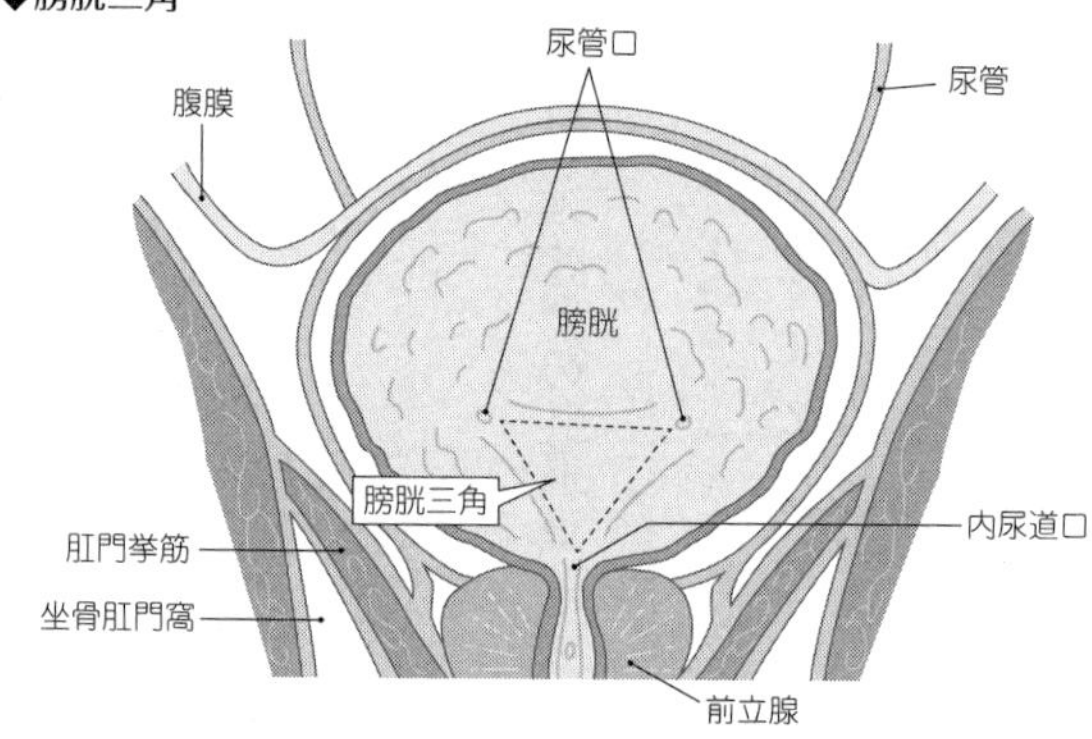

の腎臓とつながっていた尿管口です。これらの三点の孔を結んだところを「膀胱三角」といって、ここの部分は周りの壁より分厚くて硬くなっています。

この膀胱三角だけは、膀胱の他の場所とは発生の起源が違うといわれています。膀胱のほとんどは腸などの消化管になるのと同じ組織なので収縮性があるのに対して、膀胱三角の部分は腎臓などの泌尿器になるのと同じ組織なので硬くて伸びません。

このように膀胱は、消化器と泌尿器が入り混じった境界の臓器といえます。

膀胱を見たところで、次は尿管を切り開いていきます。尿管も、尿が入ってくるときには広がりますが、通常はギュッと縮んだ状態にあります。縮んでシワシワになった内壁は、断面を見ると星の形をしています。

尿道は、男性は長く、女性は短いですね。どちらの性能が良いでしょうか？　尿道が短い分、女性はトイレを我慢できませんし、細菌に感染して膀胱炎を起こしやすいというデメリットがあります。そういうことが男性にはありませんし、立ち小便もできます。しかし、男性の場合は尿道が長い分、途中で詰まりやすく、前立腺のところでしばしば圧迫されます。

両者の素材は同じですが、男女ではそれぞれにメリットもデメリットもあるのです。

首切り役人とギロチン

江戸時代の首切りは名人芸

頭部を解剖するとき、最初にやらなければいけないことは、頭を切り離す作業です。頭が頸とくっ付いていると解剖がやりにくいからですが、これが意外と面倒なのです。

すでにご遺体の頭髪はそられていますので、まず頭蓋の後ろの皮膚にメスで切り込みを入れて翻し、丁寧に筋肉を取り除きます。それから脊柱管の椎弓にノミを当てて、頭蓋骨のすぐ下まで開きます。そうすると、頭蓋骨と脊柱との間の関節がよく見えるようになります。

頭部の切り離しは、二段階で行います。第一段階は、第一頸椎（けいつい）と第二頸椎の間をメスで切り、関節を開きます。このとき、椎骨の周りの内臓や血管、神経などを一緒に切らないように、できるだけ脊柱から離しておきます。それから、第一頸椎と

◆第一頸椎と第二頸椎

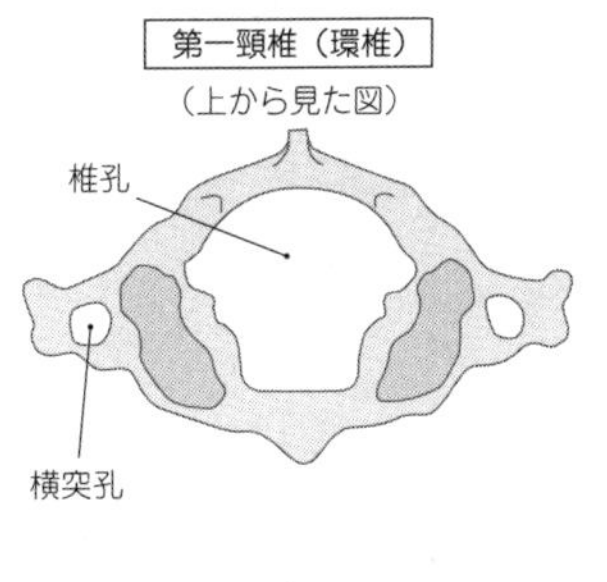

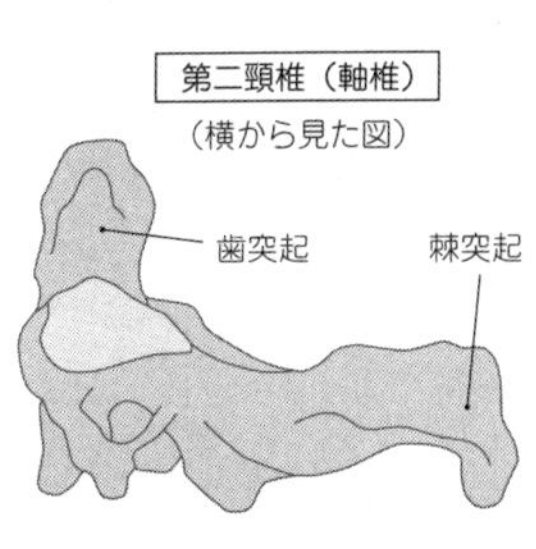

第二頸椎の間をメスで取り外します。この段階では、まだ頭蓋骨には第一頸椎が付いた状態です。

そこで第二段階では、第一頸椎をメスや鉗子のようなペンチのような器具を使って頭蓋骨から外します。これによって頭蓋骨だけを解剖することができるようになるのです。

このような作業を行うと、とにかく関節を外すのが、いかに難しいことかを実感します。

江戸時代に〝首切り役人〟が、刀でスパッと首を切り落としたといいますが、それほど見事に切り離すには、第一頸椎と第二頸椎の間に刀が入るようにしなければできません。それをやってのけたのは、神業といえるでしょう。

頸椎は、第一から第七まで七つの骨で構成されていますが、第一頸椎と第二頸椎のつくりは特別です。第一頸椎は指輪のような形をしており、そのリングの穴に第二頸椎の上から突き出した「歯突起」がはまっています。これによって軸の周りを車輪が回るように、第一頸椎がグルグルと回るようになりますから、私たちは首を回すことができるのです。そこで、第一頸椎を「環椎（かんつい）」、第二頸椎を「軸椎（じくつい）」と呼んでいます。

したがって、頭部を切り離すときには、第一と第二頸椎の間を歯突起ごとスパンと切れば良いわけですが、この狭い隙間を狙うのは至難の業です。レントゲンもない時代に、首切り役人はどうやって狙って切ることができたのでしょう。そう考えると、名人芸といわざるを得ません。腕の未熟な人が切ったら悲惨ですね。

その点、フランスで使用されていたギロチンは技術を必要としませんし、失敗することもないので、残酷なように見えても〝人道的な発明〟といわれたこともわかる気がします。

頭蓋骨の内がわの硬い膜

頭蓋骨の内面には、脳を包んでいる「硬膜」という硬い膜が張り付いています。硬膜を取ると脳が見えてきますが、この膜は頭蓋骨にぴったりくっ付いていて、脳とはそれほどつながっていません。そのため、解剖の際には注意しないと、頭蓋骨と一緒にくっ付いて持ち上がってきてしまいます。

硬膜は単純に脳を包んでいるのではなく、大きくヒダをつくって脳の間に入り込んでいる部分が二カ所あります。一つは、左右の大脳半球の間に垂直に入り込んでいる「大脳鎌」というヒダです。もう一つは、大脳と小脳の間に水平に入り込んでいる「小脳テント」というヒダです。

このように垂直と水平のヒダが入っているために、無理やり引っ張ると脳が壊れてしまいますので、解剖するときにはところどころで切って脳から外します。実習では事前に脳を取り外していますので、学生は頭蓋骨に残っている硬膜を観察するようになります。

硬膜は、腱や靭帯と同じようにコラーゲンでできている硬い結合組織です。薄っぺらい膜ですが丈夫で、骨に似た白っぽい色をしています。

脳を手術するときは、硬膜を切り取ってしまうため、ヒトからつくった硬膜を切り取った部分に移植して、骨を被せて閉じています。

通常、組織を移植すると免疫系が拒絶反応を起こしますが、そうならないようにあらかじめ免疫反応を起こしそうな成分は取り除き、純粋なコラーゲンに近い形にして使用されています。

また、硬膜の中には静脈が走っており、これを「硬膜静脈洞」といって、脳に送られた血液はすべてここに集まり、最終的には脳底の頸静脈孔から内頸静脈となって出ていきます。

脳が収まっていた空間を「頭蓋腔」といって、この床には脳に出入りする血管や、脳から出る脳神経の通路となる孔がたくさんあいています。解剖実習では、ここをしっかり観察します。

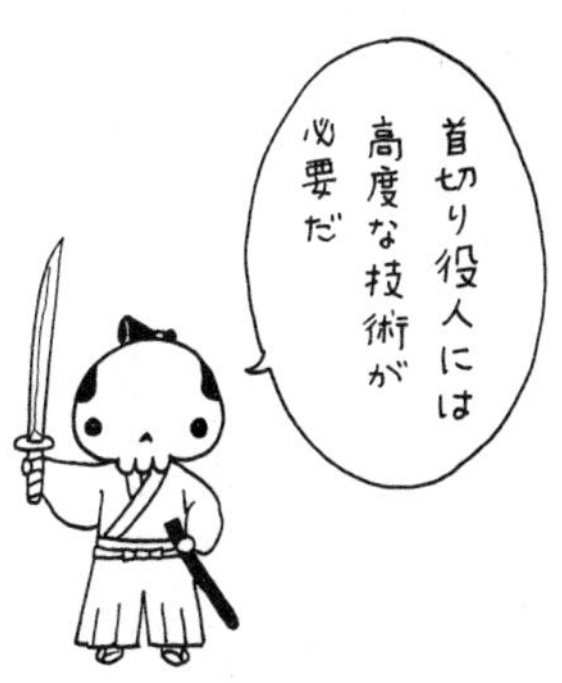
首切り役人には高度な技術が必要だ

感覚器を観察する

鼻は頭部のあちこちとつながっている

鼻や口などを観察するためには、頭部を縦割りにして左右に分ける必要があります。骨の部分は鋸を使い、あとの軟らかい部分はメスで切っていきます。すでに後ろ側は切ってありますから、前側を切るだけなので意外とラクな作業です。

頭の骨の中にできた大きな洞穴が「鼻腔」で、頭部を切半すると真ん中が「鼻中隔」によって左右に仕切られているのがわかります。実際に学生が解剖すると、うまく真ん中では切れずに、たいていは片側で切れてしまうのです。そのため、残っている鼻中隔を外して内部を観察するようになります。

鼻中隔を外すと、横壁にヒサシが突き出ています。このヒサシを「鼻甲介(びこうかい)」といって、上・中・下の三つあります。それぞれ骨でできていて、粘膜で覆われています。鼻甲介の下は空気の通り道になっており、これも上・中・下の三つあります。

◆鼻腔

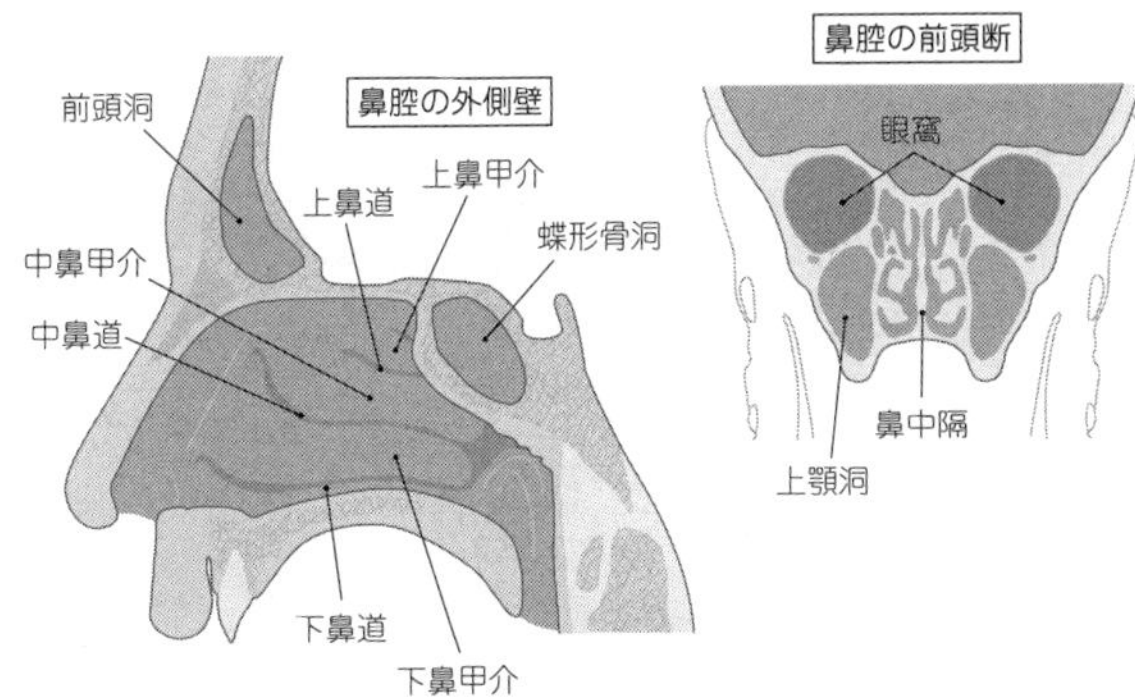

しかし、鼻は単なる空気の出入り口ではなく、鼻腔という洞穴は細い通路で頭部のあちこちとつながっています。

まず一つ目は、鼻腔の周りの骨の中にある空洞です。これは「副鼻腔」といって、前頭骨には前頭洞、上顎骨（じょうがくこつ）には上顎洞、篩骨（しこつ）には篩骨洞、蝶形骨には蝶形骨洞と四つの空洞があります。これらも、どこかに開口部がなければいけませんので、たどっていくと鼻腔につながっています。

二つ目は、眼につながる鼻涙管（びるいかん）という通路です。眼に溜まった涙は、目がしらのところから鼻涙管を通って鼻腔に流れ出ています。泣くと鼻水が出てくるのも、こうしてつながっているからなのです。

三つ目は、耳につながる耳管という通路です。厳密には鼻ではなく、鼻よりも後ろの咽頭の一番上にあたります。ここから耳の奥の鼓膜のさらに奥の空間である中耳までつながっています。ですから、風邪をひいて鼻腔の粘膜に炎症があると、風邪の菌が耳にまで波及して中耳炎になることがあるのです。

こうして、鼻は頭の中のあちこちの空間とつながっています。

鼻の空洞は頭を軽くするため

解剖してみると、頭の骨の内部にはたくさんの空洞があることを確認できます。それらのすべてが鼻腔につながっています。しかも、頭の骨は一定の形を持っているのに、副鼻腔の形や大きさには個人差が非常に大きくて、特定の形を持っていないのです。

頭には、脳や眼や鼻や耳や口が集まっていて、それぞれが特定の目的と形を持っています。これらの器官の主張を満たすと、必ず隙間ができてしまいます。その隙間を骨で埋めれば良いわけですが、空洞にすれば軽量化が図れます。

それでなくても重い脳が収まっているのですから、骨で固めてしまうと体のバランスがとれません。それで副鼻腔ができたのではないかと考えられるのです。

肝臓と同じように、副鼻腔も自己主張を持たないので、周りの器官の都合によって形が決まるため、人それぞれで余白が違うのです。この空洞の違いで、声が共鳴したときに声質も変化して、その人ならではの声をつくっています。

普段は鼻の奥がどうなっているのかを気にしませんね。けれども、綿棒を鼻の孔に水平に入れると、かなり奥まで通るのでビックリするものです。鼻の孔の形は、洞穴の壁を取り除いてしまうと、脇の下と同様に形がわからなくなり、そこが鼻腔であることを忘れてしまいます。

顎関節は珍しい

顎関節の動きは軟骨のシート一枚で決まる

顎を解剖していくとき、いくつか重要な場所があります。その一つが、耳の前あたりの側頭部にある、顎を動かす関節と筋肉です。顎の関節を「顎関節」、筋肉を「咀嚼筋」といいます。

耳の前には、骨が横向きに出っ張った「頬骨弓」というアーチ状の骨がありま す。咀嚼筋の一つの「咬筋」は、この頬骨弓から起こって下顎骨の後ろ下あたりで終わっています。もう一つは、頬骨弓の深層を通っている「側頭筋」です。

頬骨弓の上と下を触りながら、歯をグッと噛みしめてみてください。筋肉が固くなるのがわかりますね。これが咀嚼筋です。

頬骨弓の少し下で咬筋を切り、下に向かって翻します。そうすると下顎骨が見えてきます。頬骨弓のできるだけ前の端と後ろの端のところを鋸で切ると、側頭筋が

◆顎の関節円板

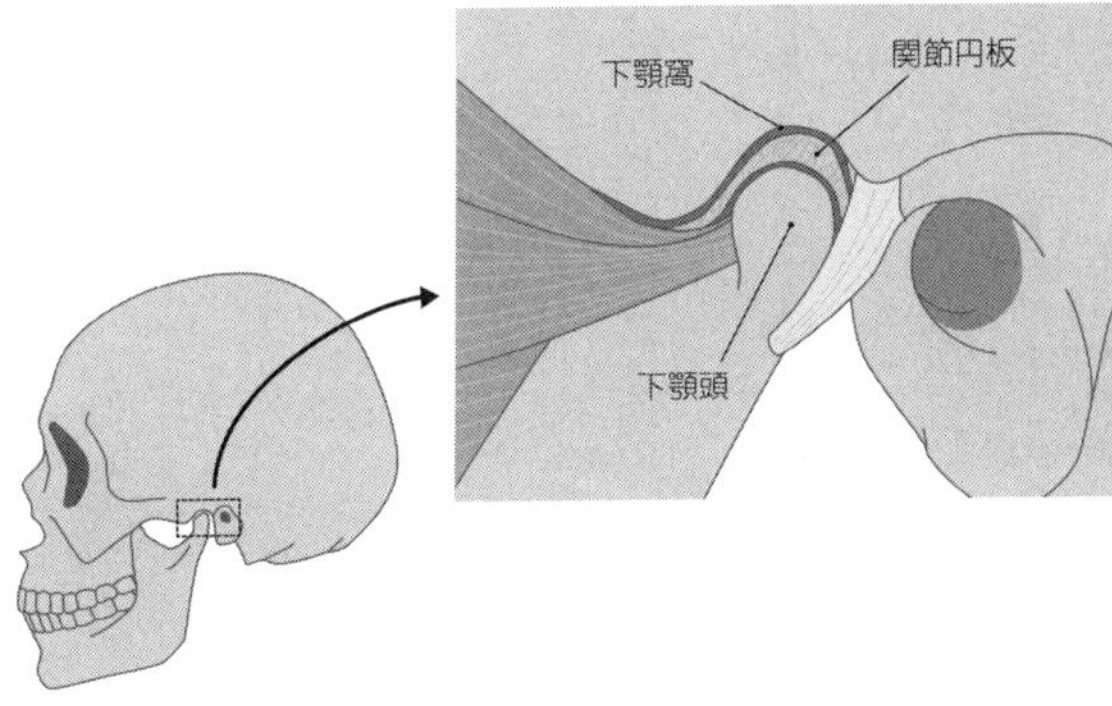

下顎骨で終わるのが見えます。

側頭筋を持ち上げると、奥には動脈と静脈が走っており、その奥に筋肉が見えます。顎関節は、頬骨弓のすぐ後ろ、耳のすぐ前あたりに隠れていますので、下顎骨の上端の位置を見極めながら、顎関節の関節包をメスで切り開きます。そうすると、ようやく顎関節をつくる骨が見えてきます。

顎関節の上の骨が側頭骨の下顎窩、下の骨が関節突起の先端の下顎頭です。この二つは直に接しているのではなく、間には軟骨のシートが挟まっています。これを「関節円板」といって、これがないと顎は役目を果たすことができないのです。

関節円板が入っているおかげで、余裕がで

きて下顎骨と上の頭蓋骨との間の開閉運動だけではなく、前後にずらすことを可能にしています。この動きができないと、物が嚙めないのです。上下の動きだけでは食物を嚙み切ることも、すり潰すこともできません。

関節の間に軟骨のシートが入っているのは非常に珍しく、顎関節の他には手首の関節くらいです。

手首には橈骨と尺骨がありますが、小指側の尺骨は手首の骨と直接関節をつくっていなくて、間に軟骨のシートが入っています。手首の骨は、もっぱら橈骨とだけ直接接しています。ですから橈骨手根関節といって、尺骨は関係ないのです。

顎関節と手首の関節の二つは、実に変わった関節です。

歯の治療で麻酔をすると……

顎関節を観察した後、下顎骨を取り外します。そうすると、奥には口へとつながっている、たくさんの神経や血管が下顎骨の中に入っていくのが見えてきます。下顎骨を割ってみると、中には歯につながる神経と血管が確認できます。

ご遺体のほとんどが高齢ですので、歯を失っていることが多いのですが、下顎骨の中を通った神経や血管が、下顎の前の出っ張ったところで皮膚の下に出てくるのが見えます。これを「オトガイ神経」といって、下顎神経から枝分かれして下歯槽神経となり、さらに分かれてオトガイ、つまり下顎の前に出た神経です。

オトガイ神経は、下唇や下顎前歯、小臼歯の頰粘膜の感覚を担当しています。そのため、歯の治療の際、歯肉に局所麻酔をすると痛みを感じなくなるだけでなく、下唇も麻痺してしまって、麻酔が効いている間は水を飲んだりすると、唇がうまく閉じずに水が漏れてしまうのです。

眼球の周りは脂肪が詰まっている

眼球を動かすための仕掛け

眼球が収まっている窪みを「眼窩（がんか）」といって、ここも骨で囲まれた洞穴です。眼窩の天井をつくる骨は、頭蓋腔の前の部分、前頭蓋窩の床にあたります。

眼窩の解剖を行うときは、前頭蓋窩の床の骨を壊すと、上から眼窩の様子を観察することができます。ノミを使って骨を壊すと、「眼窩骨膜」という白い膜が見えてきます。それをハサミで切り取ると、眼窩の様子がよく見えます。

まず目につくのが、眼球の周りの隙間を埋めるように、びっしりと脂肪が詰まっていることです。

私たちは眼球をグルグル動かすことで、いろいろな方向を見ていますから、周りを骨でガチガチに固めてしまうわけにはいきません。そこで、滑液包のような装置もありますが、眼球の周りは筋肉が縮んだり、血管や神経が走ったりしていますので、それらを収めるためには脂肪で軟らかく包み込むのが最適なのです。

眼窩の脂肪は、皮下脂肪などとはまったく違ってみずみずしいもので、実にきれいな黄色をしていて、軟らかいのでピンセットで簡単に取り出すことができます。皮下脂肪の場合はコラーゲンがしっかりしていて網目をつくって脂肪を包んでいますが、眼窩の脂肪の場合は一つひとつの脂肪の粒をソフトに包んでいますので、その間をつないでいるコラーゲンも非常に弱いのです。ですから、脂肪の房を取り出すことができます。つまり、脂肪が軟らかいので眼球を動かすことができるのです。

脂肪の付き方にも個人差があります。自己免疫疾患の一つにバセドー病があり、眼が飛び出てしまうという症状があります。これは、甲状腺に働く抗体が、眼の脂肪にも働いて炎症を起こし、浮腫（ふしゅ）のようになって脂肪が膨らむことで起こります。

また、痩せてくると眼窩の脂肪も減るために目くぼが落ち込んで、眼が大きく見えるようになりますが、眼のためには適度な脂肪が必要です。

眼は贅沢なつくりをしている

眼窩の脂肪を取っていくと、上眼窩裂から入ってきた脳神経の枝が見えます。こ

◆眼窩

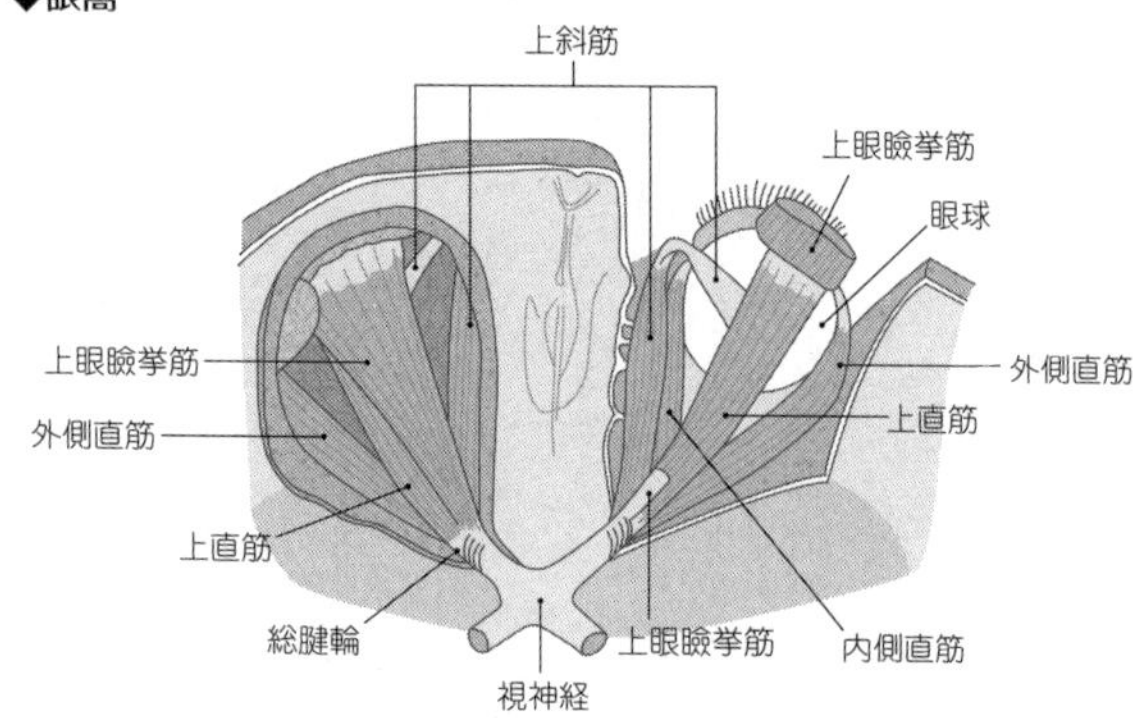

れが前頭神経で、この下にあるのが瞼（まぶた）を引き上げる働きをしている「上眼瞼挙筋（じょうがんけんきょきん）」です。

さらに脂肪を取り除くと、「外眼筋」といわれる眼球を動かすための筋肉が六つもあることが確認できます。まず、上眼瞼挙筋の下に「上直筋」、鼻に近いほうの壁に沿って「上斜筋」が見えてきます。上斜筋は、前のほうにある滑車で向きを変えて眼球の上面に付着しています。上斜筋より深いところには「内側直筋」が眼球に付着し、眼窩の外側の壁のほうには「外側直筋」が見えます。

ここまで見えた筋肉を後ろにたどっていくと、眼球の後ろに入り込んでいる視神経の周りに集まっていることがわかります。視神経の周りは「総腱輪（そうけんりん）」という固い結合組織でできており、これが外眼筋の始まりになっています。

視神経を観察すると、中に細い動脈が入り込んでいるのが見えます。これは眼動脈の枝である網膜中心動脈で、眼球の中に入って網膜に分布しています。眼底検査では、この動脈が網膜の表面に走っているのを見ています。

外眼筋は六つあるといいましたが、あと二つ足りません。どこに隠れているかというと、さらに眼球を取り出すと見えてきます。

眼球の前面で、黒目の縁から一センチメートルほど離れたところで結膜を切り、眼球の表面の強膜を露出させます。それから眼窩の上面から眼球を持ち上げながら付着した筋肉を一つずつ切っていきます。そうすると、ようやく眼球の下面にある「下直筋」と「下斜筋」が見えてきます。最後に視神経など眼球に入る神経や血管を切ると、眼球を取り出すことができます。

こうして、眼球を動かすために六つの筋肉があるわけですが、これらのために一二本ある脳神経のうちの三本が使われているのです。眼は贅沢なつくりをしていますが、それほど眼球を動かす仕事が重要なのでしょうか？

外眼筋は、眼球を意図的に動かすほかにも、実は大いに役立っているのです。それは、手ぶれ防止装置です。体や頭が動くと眼球も一緒に動いて、視野がぶれると気分が悪くなります。それを防止するために、体や頭が動くと反射的に眼球を反対方向に動かして、視点を一定に保つ運動が起こります。これによって見えている画像が動かないようにしています。この運動を外眼筋が行っているのです。

黒目は実は透明

外眼筋を観察した後、取り出した眼球をメスで切断して眼球の構造を調べますが、多くの場合で内部の状態が良いとはいいがたく、見える範囲での確認となります。

眼球はピンポン玉ほどの大きさ（直径二・五センチメートル）の球状で、壁は三層構造になっています。一番外がわの壁は「線維膜」という丈夫な結合組織でできています。線維膜の大部分は真っ白で、丈夫な壁になっていて、この部分を「強膜」といいます。しかし、すべてを真っ白で不透明にしていたのでは役に立たないので、前方の光を取り入れる部分は透明になっています。この透明な部分が「角膜」です。

眼球を前から見ると、白目と黒目が見えますね。白目の部分が強膜で、黒目の部分は透明な角膜を通して奥の部分が黒く見えているからです。

　線維膜の内がわに張り付いている二層目は、血管が豊富な「血管膜」と呼ばれる膜になっています。前方部で血管膜は二つの突起をつくっています。一つは「毛様体」で、もう一つは「虹彩」です。

　毛様体は、チン小帯という糸で、レンズの役目をしている「水晶体」をつないで支えています。遠くを見るときは、毛様体が弛緩して引っ込むことでチン小帯が引っ張られ、水晶体が薄くなります。近くを見るときは、毛様体が収縮して水晶体に近づくことでチン小帯がゆるみ、水晶体は弾性によって元の厚みに戻ります。こうしてレンズ（水晶体）の厚さを変えることで、焦点を調節しています。

　虹彩は、黒目の中に放射状に見える部分で、真ん中の穴が「瞳孔」です。瞳孔の大きさを変えて、眼球に入る光の量を調節しています。カメラでいう絞りにあたる働きです。

　そして、一番内がわにある三層目の膜が「網膜」です。ここには光を感じる視細胞が含まれていますが、肉眼ではそこまで確認することはできません。眼球内に入ってきた光は、最深部の網膜でキャッチされます。

耳の中は複雑な迷路

耳小骨がないと音を伝えられない

耳は、外から見える部分はわずかで、大部分が頭の骨の中に隠れています。外から見える部分は「外耳（がいじ）」といって、耳たぶ（耳介（じかい））、耳の穴（外耳道）、その突き当たりにある鼓膜までです。中に隠れている部分は「中耳」と「内耳」で、中耳は鼓膜の奥にある空間をいい、内耳はさらに奥にあって側頭骨の中に迷路のように複雑な形で埋まっている管状の器官です。

耳の解剖は、まず耳介を切り取り、外耳道を切り開いていきます。外耳道は外がわの三分の一が軟骨で、内がわの三分の二は骨でできていますので、軟骨はメスで切り、骨はノミで広げていきます。

奥まで広げていくと鼓膜が見えます。そこから、内がわにある「耳小骨（じしょうこつ）」の一つである「ツチ骨」が張り付いているのが透けて見えます。

◆耳

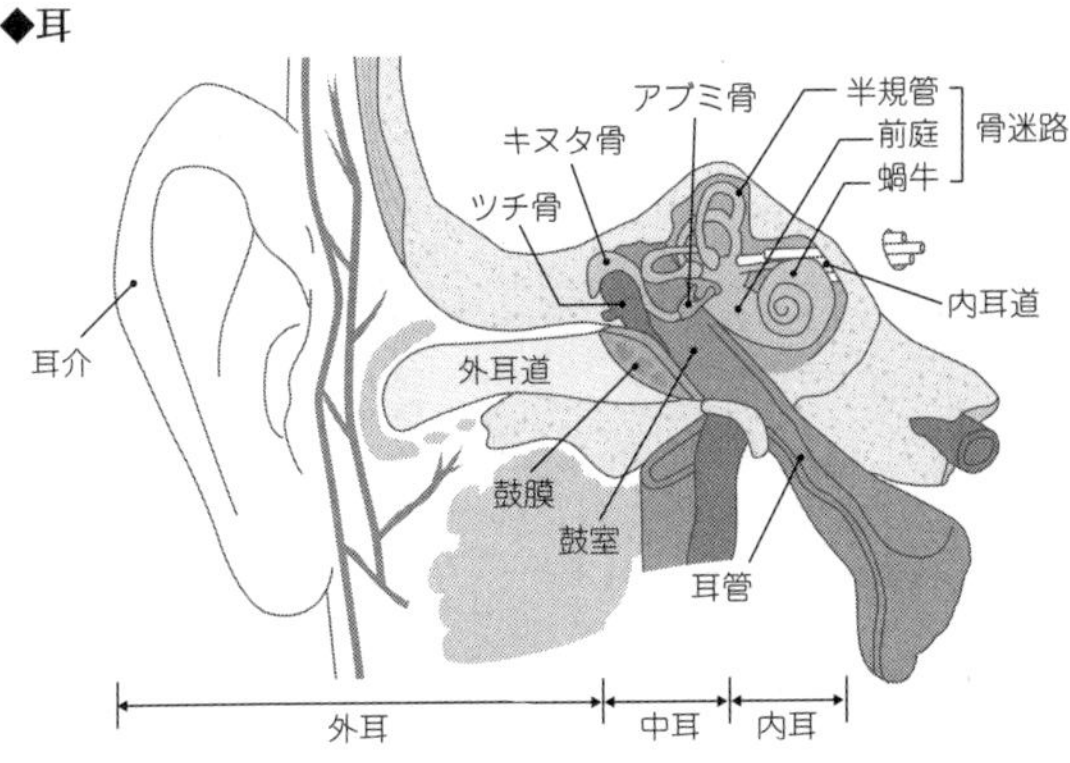

鼓膜の周りの骨を慎重に削ってから鼓膜をピンセットで破り、丁寧に取り外します。これによって鼓膜の奥の空洞が見えてきます。この空洞を「鼓室（こしつ）」といって、ツチ骨の奥に別の耳小骨である「キヌタ骨」と「アブミ骨」が見えてきます。

アブミ骨は内耳の入り口にくっ付いており、これによって鼓膜の振動がツチ骨、キヌタ骨、アブミ骨と伝わって内耳に伝えることができる仕組みです。

しかし、鼓室に空気が入っているのは、とても危険なことなのです。なぜなら、空気は膨張しますから気圧によって体積が変わります。例えば、高層ビルにエレベーターで上がったときなど、外の気圧が変わると鼓膜の外と内とのバランスが変わって、耳がツーンとなりますね。そこで、気圧の調整をする必要があり、その役目を担っているのが鼓室にある「耳管」という管です。

耳管は、咽頭までつながっていて、普段は閉じていますが、耳がツーンとなったときに唾をゴクンと飲み込むと、一時的に開いて気圧のバランスが調整される仕組みです。

そもそも、鼓室を空気にしておくからいけないので、いっそのこと水にして空気の空間をなくせば良いのではないでしょうか。ところが、それも良い方法ではありません。鼓室が空気の空間になり、三つの耳小骨があるおかげで、音が良く聞こえるのです。

音は、空気の振動です。それを感じる内耳では、水の中の細胞が音を感じています。空気の振動が水の中を伝わるかというと、ほとんど伝わりませんね。空気は非常に軽くて密度が低いため、どんなに激しく動いてもエネルギーが小さいので水の分子を動かしません。したがって、空気中の音波のほとんどが、水面で反射して水の中には入らないのです。

そこで、密度の低い空気の振動を水の振動に変えるために、まず鼓膜の広い面積で受けた音が、アブミ骨の底の狭い面積に伝えられることでエネルギーが集中するのです。鼓膜とアブミ骨の底の面積比は一七：一なので、鼓膜に加わる圧力は一七倍に増強されます。

さらに、ツチ骨、キヌタ骨、アブミ骨という三つの骨を経る間に、テコの原理で振幅が小さくなってエネルギーが下に集中し、より大きな力を発揮します。このような仕組みによって、音波のエネルギーの六〇パーセントを空気から水に伝えることができるのです。

膜迷路の液体の種類

中耳まで解剖したら、次に行うのは内耳ですが、ここも骨の中にできた複雑な洞穴です。形が複雑なので「迷路」と呼ばれています。その洞穴の中に、洞穴とそっくり同じ形をした膜の袋が入っています。骨の洞穴のことを「骨迷路」、中に入っている膜の袋のことを「膜迷路」といいます。

膜迷路の外と中では、入っている液体の成分が違います。膜の外にあるのを外リンパといって、血液と似た成分でナトリウムの多い体液です。膜の中にあるのは内リンパといって、細胞の中と似たカリウムが多い体液です。この成分の違いが、耳の感覚には重要な意味があります。

内耳にある聴覚や平衡感覚を司る感覚細胞は、すべて膜迷路にあってカリウム濃度の高い内リンパに浸っています。

感覚細胞は、頭に毛が生えた有毛細胞で、毛が傾くと内リンパのカリウムが細胞内に流入して興奮します。これは、内耳の感覚細胞に共通した感覚受容の仕組みで、理由はわかっていませんが、ナトリウムの中では反応しないのです。

迷路を地形で見ると、三つの部分に分かれています。場所的には、前方に「蝸牛（カタツムリのこと）」があり、真ん中に「前庭」、後方に「半規管」があります。前方の蝸牛は、管がとぐろを巻いてカタツムリのような形をしているので蝸牛と呼ばれています。ここでは音を感じます。後方の半規管は、回転運動の加速度を感じます。真ん中の前庭では直線運動の加速度を感じます。

ところが、実際には解剖していても、洞穴なのでよくわからないのです。

膜迷路のすぐ外側の壁は緻密骨といって硬く、さらに外側は海綿質になっているので孔がたくさん開いています。したがって、理屈では海綿質からノミで削っていくと、硬い骨のところが骨迷路の外側をつくる殻のようなものに突き当たるはずなのです。これが理想ですが、ほとんどの場合でうまくいきません。

学生がノミで割ってしまって「骨迷路の断面が見えました」という感じで、なかなか良い状態で内部を観察することができません。これはまだ良いほうで、そもそも外耳を解剖していくときに、中耳も内耳もオーバーランして全部を壊してしまうことがあるのです。そうなると「君たち、これで今日の解剖は終わりだね。もう見るものがなくなったよ」というわけです。ただ、ツチ骨やキヌタ骨などは、取り出してわかります。

中には、どんどん骨を削っていく間に、他の骨の固まりと一緒になって「この中に耳小骨があるはずなのだけど」ということもあります。

こうして学生たちは、解剖を通じて失敗しながらも人体の構造だけではなく、組織の硬さや軟らかさ、薄さと厚さなどを体で感じてその扱い方を身につけていきます。

おわりに

体の地図の探検はいかがでしたか？　難しい言葉が出てくることもありましたが、言葉の意味をよく考えれば理解できたのではないかと思います。なぜならば、解剖用語は、人体の各部位の機能や役割を明確に表現しており、フレンドリーだからです。

また、眼や腎臓が脂肪に埋まっていること、地面を強く蹴るために踵が突き出ていることなど、人体の構造には「理由」があり、何一つとして無駄がありません。これほどに、複雑で、精緻な仕組みを備えていることを知って、皆さんも感動を覚えたと思います。

そして、解剖学は、人体への探求心を通して命の大切さを実感し、自分も他人も同じように「かけがえのない存在」であることを、再認識する機会にもなります。

解剖と聞くと、以前は人の体を切り刻む残酷な行為であり、何か不気味なことのように受け取られていました。けれども現在は、多くの人が人体に関心を持ち、また解剖の意義も理解されるようになりました。

おかげで、「医学の発展のために」と献体を申し出てくださる方が増えました。こうした方々の善意に支えられて解剖学は成り立っています。それを学生たちも肝に銘じ、命の重さを実感しながらご遺体と真摯に向き合っているからこそ、解剖学教室は「聖域」といわれているのです。

本書は『面白くて眠れなくなる』というタイトルにはなっていますが、これは解剖学という学問的な面白さを意味するものであって、人体解剖そのものは極めて厳粛な行為であることはご理解いただきたいと思います。

人体は、実に神秘的で謎に満ちています。その謎を解き明かすために、先人たちのように私たちも探求を続けています。皆さんもこれを機に、ご自身の体と向き合っていただければ嬉しく思います。

二〇一七年三月

坂井建雄

文庫版おわりに

解剖学の面白さについて一冊にまとめて本として上梓したのは、今から五年ほど前になります。その本を多くの人たちに手にとっていただき、前作の『面白くて眠れなくなる人体』に続いてＰＨＰ文庫の一冊に加えていただくことになりました。

三年ほど前まで大学の医学部で解剖学という授業科目を担当して、人体解剖の実習や講義を通して解剖学を教えていました。現在は理学療法士や診療放射線技師といった医療系の学生たちに、解剖学を教えていますが、医学部の解剖実習室に学生たちを連れて行って、解剖体の見学をさせることもあります。

そもそも人体を解剖して学ぶというのは特別な体験で、医学部・歯学部や医療系の学生の一部だけに許されています。そして人体解剖実習で解剖させていただくのは、お身体を提供してくださる献体者の方たちのご遺体です。献体を申し込まれる方たちからお気持ちをときどきうかがうことがありますが、どの方たちもこぞって、いろいろと医療にお世話になったので恩返しがしたいのだ、とおっしゃいます。とはいえ、献体者のご家族にとってみれば、自分の肉親の死後の身体を大学に預けて解剖されるのですから、心穏やかなはずがありません。大学の担当者や学生たちも、そういった献体者の善意やご家族のお気持ちをしっかりと受け止めて、解剖をしています。

医学と解剖学には長い歴史があります。西洋医学は古代から始まり、十八世紀頃までは哲学的な理論と経験的な医療を中心とする伝統医学でした。ただ古代のガレノスが動物を解剖して現存する最古の解剖学書を著し、特に十六世紀のヴェサリウスから人体が科学的探究の対象になりました。そして十九世紀からは解剖学の他に生理学や病理学などの基礎医学が、人体と病気に関するさまざまな事柄を探究するようになり、科学的な近代医学が誕生しました。現在の医学は、解剖学から始まった人体と病気の科学的探究から生まれたものです。

本書を通して、人体も、また解剖学も面白いものだということを知っていただけると幸いです。

二〇二二年六月

坂井建雄

参考文献

『人体解剖の実習中継　医学部で見た体の不思議と命の尊さ』（坂井建雄著　技術評論社）
『解剖実習カラーテキスト』（坂井建雄著　医学書院）
『からだの自然誌』（坂井建雄著　東京大学出版会）
『図説　人体イメージの変遷　西洋と日本　古代ギリシャから現代まで』（坂井建雄著　岩波書店）
『医療職をめざす人の　解剖学はじめの一歩』（坂井建雄著　日本医事新報社）
『献体　遺体を捧げる現場で何が行われているのか』（坂井建雄著　技術評論社）

著者紹介
坂井建雄（さかい　たつお）
1953年大阪府生まれ。東京大学医学部医学科卒業。医学博士。順天堂大学保健医療学部特任教授。日本医史学会理事長。おもな研究は、人体解剖学（とくに腎臓と骨格筋）、医学史。
おもな著書に『腎臓のはなし 130グラムの臓器の大きな役割』（中公新書）、『医学全史 西洋から東洋・日本まで』（ちくま新書）、『標準解剖学』（医学書院）、『人体観の歴史』（岩波書店）、『面白くて眠れなくなる人体』（ＰＨＰ文庫）などがある。

本書は、2017年６月にＰＨＰエディターズ・グループから刊行された作品を文庫化したものである。

ＰＨＰ文庫　面白くて眠れなくなる解剖学

2022年８月15日　第１版第１刷

著　者	坂　井　建　雄
発行者	永　田　貴　之
発行所	株式会社ＰＨＰ研究所

東京本部　〒135-8137　江東区豊洲5-6-52
　　　　　ＰＨＰ文庫出版部　☎03-3520-9617（編集）
　　　　　普及部　☎03-3520-9630（販売）
京都本部　〒601-8411　京都市南区西九条北ノ内町11

PHP INTERFACE　https://www.php.co.jp/

制作協力
組　版　株式会社PHPエディターズ・グループ

印刷所
製本所　図書印刷株式会社

ISBN978-4-569-90243-2

PHP文庫

面白くて眠れなくなる人体

坂井建雄 著

鼻の孔はなぜ2つあるの？ 脳そのものは、痛みを感じない？ 最も身近なのに「未知の世界」である人体のふしぎを、わかりやすく解説！